全国医药高职高专规划教材
（供护理及相关医学专业用）

护理学导论

第2版

主编　戴肖松　高占玲

中国医药科技出版社

内容提要

本书是全国医药高职高专规划教材之一，依照教育部教育发展规划纲要等相关文件要求，结合卫生部相关执业考试特点，根据《护理学导论》教学大纲的基本要求和课程特点编写而成。

全书共分9章，分别介绍了护理学的基本概念及其发展史、护理人员在卫生保健体系中的角色功能、护理理论、护理相关理论、护理程序、整体护理与临床路径、健康教育、多元文化与护理、护理与法律等。

本书本着"理论适度够用，技术应用能力突显"的原则，注重培养医药卫生类高职高专学生的综合职业能力，适合医药卫生高职教育及专科、函授及自学高考等相同层次不同办学形式教学使用，也可作为医药行业培训和自学用书。

图书在版编目（CIP）数据

护理学导论/戴肖松，高占玲主编．—2版．—北京：中国医药科技出版社，2012.9

全国医药高职高专规划教材．供护理及相关医学专业用

ISBN 978－7－5067－5554－2

Ⅰ.①护…　Ⅱ.①戴…　②高…　Ⅲ.①护理学－高等职业教育－教材　Ⅳ.①R47

中国版本图书馆CIP数据核字（2012）第171151号

美术编辑　陈君杞

版式设计　郭小平

出版　中国医药科技出版社

地址　北京市海淀区文慧园北路甲22号

邮编　100082

电话　发行：010-62227427　邮购：010-62236938

网址　www.cmstp.com

规格　787×1092mm 1/16

印张　12¾

字数　251千字

初版　2009年7月第1版

版次　2012年9月第2版

印次　2016年1月第2版第3次印刷

印刷　北京市密东印刷有限公司

经销　全国各地新华书店

书号　ISBN 978-7-5067-5554-2

定价　28.00元

第2版 编写说明

作为我国医药教育的一个重要组成部分，医药高职高专教育为我国医疗卫生战线输送了大批实用技能型人才。近年来，随着我国医药卫生体制改革的不断推进，医药高职高专所培养的实用技能型人才必将成为解决我国医药卫生事业问题，落实医药卫生体制改革措施的一支生力军。

《国家中长期教育改革和发展规划纲要（2010～2020年）》提出当前我国职业教育应把提高质量作为重点，到2020年，我国职业教育要形成适应经济发展方式转变和产业结构调整要求、体现终身教育理念、中等和高等职业教育协调发展的现代职业教育体系。作为重要的教学工具，教材建设应符合纲要提出的要求，符合行业对于医药职业教育发展的要求、符合医药职业教育教学实际的要求。

2008年，根据国发［2005］35号《国务院关于大力发展职业教育的决定》文件和教育部［2006］16号文件精神，在教育部和国家食品药品监督管理局的指导之下、在与有关人员的沟通协调下，中国医药科技出版社与全国十余所相关院校组建成立了全国医药高职高专规划教材建设委员会，办公室设在中国医药科技出版社，并于同年开展了首轮护理类25种教材的规划和出版工作。

这批教材的出版受到了全国各相关院校广大师生的欢迎和认可，为我国医药职业教育技能型人才培养做出了重大贡献。

2010年，相关职业资格考试做出了修订调整，对医药职业教育提出了新的、更高的要求。本着对教育负责、对该套教材负责的态度，全国医药高职高专规划教材建设委员会经多方调研，于2011年底着手开展了本轮教材的再版修订工作。

在本轮教材修订再版工作中，我们共建设24个品种，涵盖了医药高职高专专业基础课程和护理专业的专业课程。

在修订过程中我们坚持以人才市场需求为导向，以技能培养为核心，以医药高素质实用技能型人才培养必需知识体系为要素，规范、科学并符合行业发展需要为该套教材的指导思想；坚持“技能素质需求→课程体系→课程内容→知识模块构建”的知识点模块化立体构建体系；坚持以行业需求为导向，以国家相关执业资格考试为参考的编写原则；坚持尊重学生认知特点、理论知识适度、技术应用能力强、知识面宽、综合素质较高的编写特点。

该套教材适合医药卫生职业教育及专科、函授、自学高考等相同层次不同办学形式教学使用，也可作为医药行业培训和自学用书。

全国医药高职高专规划教材建设委员会
2012年6月

全国医药高职高专规划教材建设委员会

本书编委会

主　编　戴肖松　高占玲

副主编　宋思源　谭小燕　陈练红　魏修华

编　者（以姓氏笔画为序）

王延文（保山中医药高等专科学校）

朱春风（山东中医药高等专科学校）

宋思源（楚雄医学高等专科学校）

陈练红（长沙卫生职业学院）

吕纯英（益阳医学高等专科学校）

高占玲（山东中医药高等专科学校）

谭小燕（湘潭职业技术学院）

戴肖松（益阳医学高等专科学校）

魏修华（曲阜中医药学校）

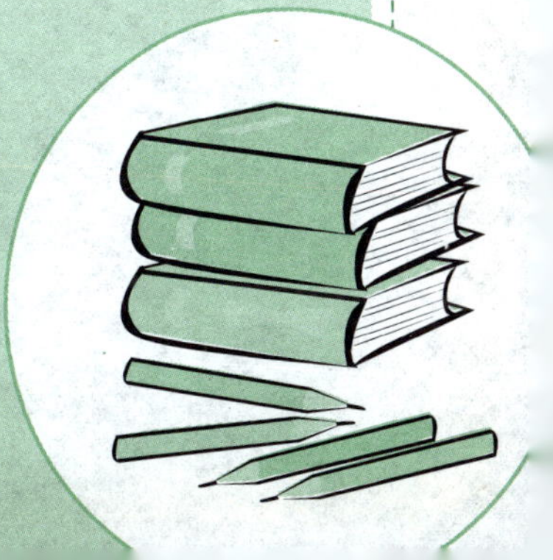

前言

PREFACE

本教材是全国医药高职高专规划教材。第1版教材自2009年出版以来，得到了各使用学校师生的充分肯定，认为该书的编写符合护理专业的培养目标，具有较好的适应性，教材内容的选择与编排既贯穿了全新的护理理念，又体现了新世纪国内外护理学发展的特点和方向，同时根据学生的实际学习能力，教材表述详略得当，难度适中，实用性较强，是适合高职高专护理专业、助产专业学生及临床护理人员学习护理学的启蒙教材。为了更好地适应我国高等护理学专业的教学改革和发展，编者进行了第2版修订。

第2版教材保留了第1版教材中的基本内容和特色，对个别内容的表述进行了修改：如对2010年在全国卫生系统开展的“优质护理服务示范工程”活动及护理程序的每日具体实施方法给予了介绍，更新了护理法律的相关知识；对所发现的第1版教材中的个别错漏进行了更正；另外增加了学习目标、知识拓展等内容，病案举例更丰富，更贴近临床，更能满足学生对护理新知识的需要，更符合学生学习的心理特点，更有利于教学。

本教材在编写过程中，得到了各位编者所在院校的大力支持和帮助，在此表示衷心的感谢。

由于编者水平所限，书中难免存在缺点和差误，敬请读者提出宝贵意见，以便进一步修订和完善。

编　者

2012年6月

目录
CONTENTS

第一章 绪 论

学习目标

1. 掌握护理学的概念、现代护理学三个发展阶段的主要特点及护理学的四个基本概念。

2. 熟悉护理五种工作方式、任务。

3. 了解护理学的范畴、护理学发展史、南丁格尔对护理事业的伟大贡献及护理学的发展趋势。

护理学是在人类祖先自我防护本能的基础上，通过长期的抗病害斗争和劳动实践而逐渐发展起来的。经长期的研究和实践，护理学已由简单的医学辅助学科逐渐发展成为健康科学中的一门独立学科，其内容及范畴涉及影响人类健康的生物、心理、社会、文化及精神等各个方面。随着社会的进步，科学的发展，人民生活水平的提高和对健康需求的增加，护理学的研究内容、范畴与任务也在不断深入和扩展，逐渐形成了自己特有的理论和实践体系。2011 年 3 月，护理学科成为医学类一级学科。

第一节 护理学概述

一、护理学的概念

护理学（nursing science）是一门以自然科学和社会科学为理论基础，研究维护、促进和恢复人类健康的护理理论、知识、技能及其发展规律的综合性应用科学。其涉及到的自然科学内容有生物学、解剖学、生理学、化学等；涉及到的社会及人文科学内容有心理学、美学、伦理学、社会学等。它以应用科学的思维方法对护理对象进行整体的研究，揭示护理服务过程中各种护理现象的本质及发展规律。护理学是生命科学中综合了自然、社会及人文科学的一门应用科学。

二、护理学的范畴

护理学属于生命科学，其研究范畴广泛，涵盖了人类健康与疾病的各个领域，包含有理论和实践两大体系。

（一）护理学的理论范畴

1. 护理学的研究对象、任务、目标 护理学的研究对象、任务、目标是护理学科建设的基础，随护理学的发展而不断变化。由于它们是在一定历史条件下的护理实践基础上形成的，所以具有相对的稳定性。

2. 护理学理论体系的建立和发展 护理学理论体系是护理学发展的产物，是护理人员在长期的护理实践中不断探索的结果。护理学理论体系的构建揭示了护理现象的实质及护理活动的内在规律，对护理实践有很好的指导作用。当护理人员在护理实践中发现旧理论无法解释新问题、新现象时，便促使其建立和发展新的理论。从南丁格尔建立护理理论至今，随着医学模式的不断转变，护理学理论体系也在不断更新。

3. 护理学与社会发展的关系 主要研究护理学在社会中的作用、地位和价值及社会对护理学的影响，社会发展对护理学的要求等。如老年人口的增多、疾病谱的变化等对护理学的影响，人类进入太空、深水、高速运转等新活动领域的健康护理，信息高速公路的建成对护理工作效率的影响等。

4. 护理交叉学科和分支学科的形成 随着现代科学的高速发展，护理学与自然科学、社会科学、人文科学等学科相互渗透，在理论上相互借鉴，在技术上相互促进，在方法上相互启迪，形成了许多新的交叉学科和分支学科，如护理心理学、护理管理学、护理伦理学、护理美学、社区护理学等，在更大范围内促进了护理学的发展。

（二）护理学的实践范畴

1. 临床护理 临床护理以患者为对象，其内容包括基础护理和专科护理。

（1）基础护理 是专科护理的基础，是指应用护理学的基本理论、基本知识和基本技能，结合患者的要求，来满足患者的基本需要。如饮食护理、排泄护理、病情观察等基本护理技能操作。

（2）专科护理 以护理学和相关学科理论为基础，结合临床各专科患者的特点和诊疗要求，为患者提供身心整体护理。如重症护理、急救护理、康复护理及各专科护理等。

2. 社区护理 护理的对象是一定范围内的居民和社会群体，其主要工作场所包括卫生所、学校、工厂及各种民间团体等。通过社区卫生服务、心理卫生服务及与预防保健活动有关的活动等，直接对社区内的个体、家庭和群体进行护理，以改变人们对健康的态度，帮助人们拥有健康的生活方式，促进全民健康水平的提高。

3. 护理管理 通过运用管理学的理论和方法，对护理工作的诸多要素——人、财、物、时间、信息进行科学的计划、组织、指挥、协调和控制，以培养护理人员良好的护理品质，提高护理工作的效率和效果，让患者得到更优质的服务。

4. 护理教育 以护理学和教育学理论为基础，有目的地培养护理人才，以适应医疗卫生服务和护理学科发展的需要。护理教育一般分为基本护理教育、毕业后护理教育和继续护理教育。基本护理教育包括中专教育、大专教育和本科教育；毕业后护理教育包括规范化培训、研究生教育；继续护理教育是对从事实践工作的护理人员，提供学习新理论、新知识、新技术为目的的终生性在职教育。

5. 护理科研 用科学的方法探索未知，回答和解决护理领域的问题，直接或间接地指导护理实践的过程。运用观察、科学实验、调查分析等方法揭示护理学的内在规律，促进护理理论、知识、技能的更新。

三、护理学的任务

随着社会经济的发展和人类健康水平的提高，护理学的任务已发生了根本的变化。护理人员不仅仅只服务于医院内的患者，还将服务扩展到家庭、社区；不仅关注个体生病时，护理服务还涵盖人的一生，真正意义上为服务对象最大限度地提供促进生活质量乃至生命质量的服务。要达成此目标，护理人员需要帮助服务对象解决以下健康问题。

（一）减轻痛苦

减轻患者的痛苦是护理人员所从事护理工作的基本职责和任务。通过学习、掌握及运用护理知识和技能于临床护理实践，帮助个体和群体减轻身心痛苦。

（二）维持健康

在维持健康的护理活动中，护理人员通过一系列护理活动帮助服务对象维持他们的健康状态。如教育和鼓励患慢性病而长期卧床的老年患者做一些力所能及的活动来维持肌肉的强度和关节活动度，以增强自理和自护的能力。

（三）恢复健康

恢复健康是帮助人们在患病或有影响健康的问题后，改善其健康状况。如协助残障者参与他们力所能及的活动，使他们从活动中得到锻炼和自信，以利他们恢复健康。

（四）促进健康

促进健康是帮助人们获取在维持或增进健康时个体所需要的知识及资源。促进健康的目标是帮助人们维持最佳健康水平或健康状态。护士可以通过健康教育，使人们理解和懂得参加适当的运动有益于增进健康。

四、护理工作方式

护理工作方式，即在护理实践过程中，护理人员的组织形式和工作任务的分配方式。常用的护理工作方式包括以下五种。

（一）功能制护理

功能制护理（functional nursing）是一种以疾病为中心的护理模式，以完成各项医嘱和常规的基础护理为主要工作内容，将日常工作任务依工作性质机械地分配给护理人员，护士被分为“巡回护士”、“治疗护士”、“办公室护士”、“生活护理护士”等来完成护理服务。这是一种流水作业的工作方法，护士分工明确，易于组织管理，节省人力；以完成医嘱和执行常规为主要工作内容，以工作内容为中心分配其任务。但护士工作机械，与患者交流少，较少考虑患者心理、社会需求，护士不能全面掌握患者情况。

（二）个案护理

个案护理（case nursing）也称为特别护理或专人护理，是由专人负责实施个体化护理，即一名护理人员负责一位患者全部护理的工作方式。护士负责完成其全部护理内容，责任明确，能掌握患者全面情况，及时发现并满足患者需要。适用于抢救患者或某些特殊患者，也适用于临床教学需要等。但对护士要求较高，耗费人力，不适合所有患者的护理。

（三）小组护理

小组护理（team nursing）以分组护理的方式对患者进行整体护理。护士分为小组进行护理活动，一般每个护理组（3～5 位护士）分管一组患者（10～20 位）。小组成员由不同级别的护理人员构成，组长制定护理计划和措施，由其他成员共同合作完成患者的护理。各级护士各负其责，病房护理小组的成员可以同心协力，有较好的工作气氛；护理工作有计划、有步骤地进行，有条理性；新护士分配到病房工作时不至于因不熟悉而引起情绪紧张。由于每个护理人员没有确定的护理对象，会影响护理人员的责任心；整个小组的护理工作质量受到小组长的能力、水平和经验的影响较大；也可能因对患者护理过程的不连续以及护理人员交替过程中的脱节，而影响护理质量。

（四）责任制护理

责任制护理（primary nursing）以疾病为中心的护理转向了以患者为中心的护理，由责任护士和辅助护士按照护理程序的工作方法对患者实施整体护理。要求责任护士从患者入院到出院均实行 8 小时在班，24 小时负责。由责任护士评估患者情况、制定护理计划、实施护理措施及评价护理效果，辅助护士按责任护士的计划实施护理。使护士增强了责任感，真正把患者作为“我的患者”，能以患者为中心，掌握患者的全面情况。患者增加了安全感，具有护士是“我的护士”的归属感，使护患关系更加密切了。但这种护理方式文字记录书写任务多，人员需要也多，要求对患者 24 小时负责难以实现。

（五）综合护理

综合护理（modular nursing）是一种通过最有效地利用人力资源、最恰当地选择并综合应用上述几种工作方式，为服务对象提供既节约成本，又高效率、高质量的护理服务方式。它是针对 20 世纪 70 年代兴起的责任制护理要求合格护理人员的数量较多和经费开支较大的特点而改进的一种新的护理方式。这种护理方式在 90 年代传入我国，在美国护理专家的帮助下形成了整体护理（holistic nursing）的新方式。整体护理是以人为中心，以现代护理观为指导，以护理程序为基本框架，根据患者身心、社会、文化的需要，提供适合患者需要的最佳护理。

这种方式的特点是各医疗机构可根据机构和资源配备情况，选择符合自身特点的护理工作方法和流程，最终目标是促进患者康复，维持其最佳健康状态；根据患者需要，加强对护理人员的培训；要求明确不同层次人员与机构的职责与角色；既考虑了成本效益，又为护士的个人发展提供了空间和机会。但在我国目前的医疗卫生管理体制下，很难真正实施。

以上各种护理工作方式是有继承性的，新的工作方法是在原有工作方式基础上的改进和提高。每一种护理工作方式，在护理学的发展历程中都起着重要作用。

第二节 护理学发展史

一、世界护理学发展史

（一）人类早期护理

远古时期，人与自然环境作斗争的过程中，积累了丰富的生产和生活经验，为了解除或减轻疾病和痛苦，逐渐形成了“自我保护”式的医疗照顾。如人们在受伤后，模仿动物的做法，用舌头舔伤口，防止伤口恶化；当腹部不适时，用手抚摸以减轻痛苦；在发明火以后，发现使用熟食可以减少胃肠道疾病。

为了在恶劣的环境下生存，人类逐渐开始群居，互相帮助，形成了以家族为中心的母系氏族社会。妇女凭借慈爱的本性和代代相传的经验，担负起照顾家中老幼残弱的责任，进入了原始社会家庭护理的阶段。

但在原始社会中，由于对天灾、疾病或一些自然现象无法解释，常认为是神鬼之类超自然力量所致，一些巫师应运而生，采用念咒、祷告、画符、捶击、放血、冷热水浇浸等方法去取悦神灵或祛除鬼怪以祛除疾病或减轻痛苦，同时也会使用草药或一些治疗手段治病，使得医药、迷信和宗教长期联系在一起，巫医不分。后来，一些人经过实践和思考，摒弃了巫术，对患者只使用草药和一些治疗手段，结合饮食调理和医疗照顾，形成了集医、护、药于一身的原始医生，医巫分开。

公元前后，一些文明古国，如我国、埃及、希腊、罗马、印度，开始有了关于医护活动的记载，如尸体包裹、药物应用、催眠术、内外科疾病治疗、公共卫生、外科手术、沐浴疗法等，对后世影响较大。

公元初年基督教兴起，开始了教会一千多年对医护的影响。教徒们在传播宗教信仰的同时也开展了医疗、济贫等慈善事业，一些最初收容徒步朝圣者的休息站，逐渐发展为医院和养老院。一些献身于宗教事业的妇女，在做教会工作的同时，还参与对老幼病残的护理，她们虽未受过专门的训练，但是以宗教博爱、济世的宗旨认真护理服务对象，使得护理工作开始从家庭走向社会，出现了宗教护理，形成了早期护理的雏形。

（二）中世纪护理

中世纪护理的发展受到宗教和战争两个方面的影响。

1. 宗教 在中世纪的欧洲，由于政治、经济、宗教的发展，各国先后建立了数以百计的大小医院，作为特定慈善机构为孤儿、寡妇、老人、穷人和病者提供照护。其中护理工作主要为修女承担，她们凭借丰富的经验和良好的道德品质提高了护理工作的社会地位，推动了护理事业的发展。在这一时期，形成了一些为患者提供初步护理的宗教、军队和民俗性的护理社团，使护理服务逐渐从“家庭式”转向了“社会化和组织化服务”。

2. 战争 12～13 世纪欧洲基督教徒和穆斯林教徒为争夺圣城耶路撒冷，展开了长达200 年的宗教战争。由于战乱频繁、疾病流行，加之当时医院设备简陋，床位不足，管理混乱，护理人员不足且缺乏护理知识，患者病死率高。此外，宗教的束缚和影响，使有些医院在神职人员控制下，让患者靠祷告和斋戒来拯救灵魂，并不致力于提高医疗护理水平，因此当时护理工作一般仅限于简单的生活照顾。

（三）文艺复兴与宗教改革时期的护理

从 14 世纪开始，意大利兴起文艺复兴运动，使得欧洲学习活动蓬勃发展，医学也迅速发展，西方国家称之为科学新发现时代，期间建立了许多图书馆、大学、医学院校。人们揭开了对疾病的神话和迷信，对疾病的治疗有了新的依据，护理逐渐摆脱教会的控制，从事护理的人员开始接受部分的工作训练，以专门照顾伤残者，类似组织相继成立，护理开始走向职业之旅。但从 1517 年的宗教改革后，护理质量大大下降，护理工作停滞不前长达 200 年之久，被称为护理史上的黑暗时期（the dark ages of nursing）。主要原因有：①由于当时社会重男轻女，妇女得不到良好的教育；②工业革命带来经济繁荣的同时改变了人们的价值观，社会上很少有人愿意参加济贫扶弱的社会福利事业；③教会腐败，战争频发，致很多教会和修道院被毁。医院停办，男女修士离开医院，导致病人无人照顾。

（四）科学护理的诞生与南丁格尔的贡献

19 世纪后期，随着科学的不断发展，医学的进步，社会对护理的需求日益迫切。护理的质量和地位都有所提高。1836 年，德国牧师西奥多·弗里德尔（Fliedner）在凯撒斯威斯城建立了医院和执事训练所，招收满 18 岁、身体好、品德优良的女性接受护理训练，这是最早的具有系统化组织的护士学校，佛罗伦斯·南丁格尔（Florence Nightingale）曾在此接受训练。

南丁格尔（1820～1910 年）是现代护理学的奠基人，19 世纪中叶她首创了科学的护理专业，这是现代护理学的开始，也是护理学发展的一个重要转折点。

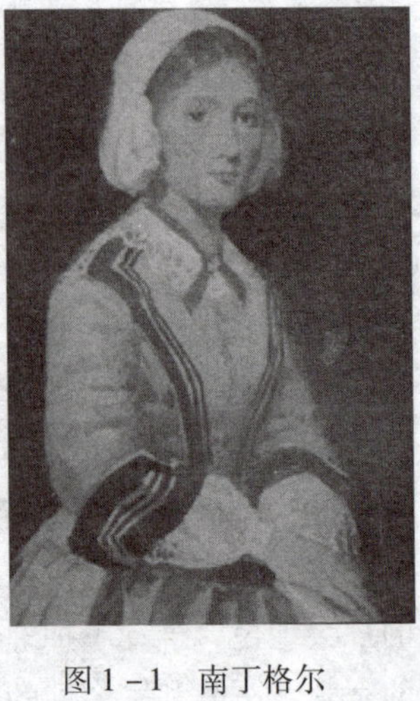
图 1－1 南丁格尔

南丁格尔（图 1－1）1820 年出生于意大利的佛罗伦萨，其家庭为当时英国的名门望族，所以她从小受到了良好的教育，精通英、法、德、意等多国语言，具有较高的文化修养。从少女时代起，南丁格尔就乐于助人，经常参与慈善活动，接济贫困人家，关切伤病者，并对护理工作表现出了浓厚的兴趣。但当时在英国从事护理工作的人除修女外，就是一些为生活所迫的贫困妇女，社会对护理普遍存在一种鄙视的心理。南丁格尔不顾家庭的反对和社会舆论的非议，毅然决定从事护理工作。1850 年，她只身前去德国的凯撒斯威斯（Kaiserswerth），参加了一个护士培训班学习，并考察了英、法、德、意等国的护理工作。1853 年，在法国学习归来后，她被任命为英国伦敦妇女医院的院长，开始了她的护理生涯。

1854～1856年，英、法等国与俄国之间爆发了克里米亚战争，由于当时英军的医疗设备和水平落后，伤病员缺乏护理，一时间死亡率竟高达50%。在伦敦报纸披露了这种情况之后，引起了整个社会的一片哗然。南丁格尔立即致函当时的英国陆军大臣，表示自愿率护士前往前线救治伤病员。1854年10月，南丁格尔带领38名护士，克服重重困难，到达战地医院，顶住前线医院人员的抵制及非难，开展了卓有成效的医疗救治工作。她利用自己募捐的3万英镑为医院添置了药物和医疗设备，改善了医院的环境条件，并调整了医院的组织结构。同时改善士兵伙食，设立阅览室、娱乐室，重整军队邮务，满足了伤员身心两方面的需求。入夜，还常常手持油灯慰问伤员。她积极服务的精神赢得了医院医务人员和伤员的一致尊重，被誉为"提灯女神"、"克里米亚天使"。在南丁格尔和她所率领的护士的努力下，短短半年，伤病员的死亡率下降到了2.2%。这一成绩的取得也改变了当时人们对护理的看法。克里米亚战争的护理实践，使得南丁格尔越发相信护理是一门科学，决定将自己的一生都奉献给护理科学事业。回国后，她获得了全国民众的欢迎和政府颁发的巨额奖金，但她将所获奖金全部献给了护理事业。此后，她一直致力于护理事业的发展，终身未嫁。1910年8月13日，南丁格尔逝世，享年90岁。

南丁格尔对护理的贡献可分为以下几个方面。

1. 为护理向正规的科学化发展提供了基础 南丁格尔提出的护理理念为现代护理的发展奠定了基础，她认为护理是一门艺术，有其组织性、实用性和科学性。她确定了护理学的概念和护士的任务，首创了公共卫生的护理理念，重视护理对象的生理和心理护理，发展了自己独特的护理环境学说。正是由于她的努力，护理逐渐摆脱了教会的控制，成为了一门独立的职业。

2. 撰写著作，阐述其基本护理思想，裨益后世 南丁格尔一生撰写了大量的论著、书信、日记，其中最有影响的是《护理札记》（Notes on Nursing）和《医院札记》（Notes on Hospital）。《护理札记》是护理学的经典著作，阐述了护理工作应遵循的指导思想和原理，详细论述了对患者的观察及精神、卫生、饮食对患者的影响。《医院札记》则对医院建筑、管理和卫生保健工作，提出了很多有针对性和实用价值的改进意见。此外，她还发表了一百多篇护理论文，答复了上千封读者来信。至今，这些论著仍对护理工作有着指导意义。

3. 创办了世界上第一所护士学校 南丁格尔认为护理工作是一门正规职业，护士必须经过正规训练。1860年，南丁格尔在英国的圣托马斯医院（St. Thomas' Hospital）创办了世界上第一所护士学校——南丁格尔护士训练学校，使护理由学徒式教导成为了一种正式的学校教育，为正规的护理教育奠定了基础，促进了护理教育的快速发展。

4. 推动了国际医疗护理事业及公共卫生事业的发展 南丁格尔开拓并发展的护理事业，不仅蜚声英国，在欧美大陆也都以她为楷模，公认她为护理方面的专家。凡各国有重大的医疗护理问题与计划，她都最先被咨询，推动了国际医疗护理事业及公共卫生事业的发展。

5. 其他 包括创立了一整套护理制度，强调护理伦理和人道主义的护理观念，注重护理人员的训练和资历要求等。

为了表彰南丁格尔的卓越贡献和表示对她的纪念，1912 年国际护士会将每年的 5 月 12 日——南丁格尔的诞辰日定为国际护士节，以激励广大护理人员继承和发扬护理事业的光荣传统。此外，国际护士会还成立了南丁格尔国际护士基金会，此基金主要为各国优秀护士提供继续学习的奖学金。同年，国际红十字委员会决定，每两年颁发一次南丁格尔奖章和奖状，作为对各国护士的国际最高荣誉奖，我国从 1983 年开始参加第 29 届南丁格尔奖的评选活动，至 2011 年已经有 63 人获奖。

（五）现代护理

自南丁格尔创建护理专业以来，护理学科不断发展。从护理学的实践和理论研究来看，护理学的变化和发展可概括地分为三个阶段。

1. 以疾病为中心的护理阶段 17 世纪以来，自然科学不断发展，医学科学逐渐摆脱了宗教和神学的阴影，随着各种科学学说的揭示和建立，人们认为疾病是由于细菌或外伤等袭击人体后所致的损害和功能异常，有病就是不健康，一切医疗行为都着眼于疾病，从而形成以疾病为中心的医学指导思想，这一思想也成为指导和支配护理实践的基本理论观点。

此期护理的特点：①护理已成为专门的职业，护士从业前须经过专门的训练，护理从属于医疗，护士是医生的帮手；②护理工作的主要内容是执行医嘱和各项护理技术操作，在长期对疾病护理的实践中逐步积累并形成了一套较规范的疾病护理常规与护理技术操作流程，为护理学的进一步发展奠定了坚实的基础；③护理学尚未形成自己的理论体系，因此护理教育类同于医学教育，课程内容涵盖较少的护理内容。

2. 以患者为中心的护理阶段 随着人类社会的不断进步，自然科学和社会科学都有了新的发展。20 世纪 40 年代，社会科学中许多有影响的理论和学说相继被提出和确立，如系统论、人的基本需求层次论、人和环境的相互关系学说等，为护理学的进一步发展奠定了理论基础，促进人们重新认识人类健康与心理、精神、社会环境之间的关系。

1948 年世界卫生组织（WHO）提出健康的新定义。

1955 年美国的莉迪亚. 海尔（L. Hall）首次提出“责任制护理”的概念。用系统论的观点解释了护理工作，把科学的方法应用于护理领域，使护理专业有了革命性的发展。

1977 年美国医学家恩格尔（G. L. Engel）提出“生物—心理—社会”这一新的医学模式。在这些思想指导下护理工作发生了根本性的变革，从以疾病为中心的护理转向以患者为中心的护理。

此期护理的特点：①强调护理是一门专业，逐步建立了护理的专业理论基础；②医护双方是合作伙伴；③护理工作内容不再是单纯地、被动地执行医嘱和完成护理技术操作，取而代之的是对患者实施身、心、社会等全方位的整体护理，满足患者的健康需求；④通过吸收相关科学的理论及自身实践和研究，逐步形成了护理科学的知识体系。但此期的护理仍然没有完全摆脱对疾病和患者的护理，护士的工作场所还主要局限在医院内，主要的服务对象还只是患者，对于群体保健、全民健康还远远无法实现。

3. 以人的健康为中心的护理阶段　随着社会的发展，科学技术的日新月异，疾病谱发生了很大的变化。由细菌引起的疾病得到了较好的控制，但与人的行为和生活方式相关的疾病如心脏病、肿瘤、脑血管病、中毒、外伤、糖尿病和艾滋病已成为威胁人类健康的主要问题。同时，随着人们物质生活水平的提高，人类对健康的需求也日益增强。

1978 年世界卫生组织提出“2000 年人人享有卫生保健”的战略目标。这一目标成为各国健康保健人员的努力方向，对护理的发展起到了极其重要的作用，使“以人的健康为中心的护理”成为必然。

此期护理的特点：①护理学已发展成为现代科学体系中综合人文、社会、自然科学知识的应用学科；②护理工作场所从医院扩展到家庭和社区；③护理工作范畴从对患者护理扩展到对人的生命全过程的护理，护理对象由个体扩展到群体；④护士角色多元化，护士不仅是医生的合作伙伴，还是护理计划制定者、照顾者、教育者、管理者、咨询者、患者代言人等；⑤护理教育方面有完善的教育体制，有雄厚的护理理论基础，有良好的科研体系，并有专业自主性。

二、我国护理学发展史

（一）古代护理

我国传统医学有着悠久的历史，医、药、护不分。寓护理于医药之中，强调“三分治，七分养”，其中的“养”即为护理。在历代的医学书籍当中记载了许多与护理相关的知识和技术。如《黄帝内经》是我国现存最早的医学经典著作，记载着疾病与饮食调节、精神因素、自然环境和气候变化的关系，如“肾病勿食盐”、“病热少愈，食肉则复，多食则遗，此其禁也”；并提出要“扶正祛邪”，即要加强自身的抵抗力以防御疾病；同时也提出了“圣人不治已病而治未病”的预防观点。东汉末年名医张仲景发明了灌肠术、人工呼吸和舌下给药法；三国时期名医华佗编创“五禽戏”，提倡强身健体。唐代杰出医药学家孙思邈所著《备急千金要方》中宣传了不可与人通用衣服、巾、枕的预防观点，并创造了以细葱管导尿的导尿法。宋代名医陈自明所著《妇女大全良方》记载了不少妇女产前、产后护理的资料。明代巨著《本草纲目》的作者李时珍是我国著名医药学家，他在看病的同时，兼给患者煎药、送药、喂药等。

中医学是我国几千年历史文化的灿烂瑰宝，孕育其中的中医护理虽没有形成独立的学科，却为我国护理学的产生与发展奠定了丰富的理论和技术基础。

（二）近代护理

我国近代护理的发展是从鸦片战争前后开始的。随着西方军队和宗教的进入，西方医学和护理学也迅速传入了我国。1835 年，广东建立了第一所西医医院，两年后这家医院即以短期培训的方法培养护士。1888 年，由美国约翰逊女士在福州创办了我国第一所护士学校。1895 年和 1905 年，在北京先后成立了护士训练班及护士职业学校，我国护理专业队伍开始逐渐形成。1909 年“中华护士会”在江西牯岭正式成立（1937 年改为中华护士学会，1964 年改为中华护理学会）。1920 年《护士季报》创刊，这是我国第一份护理专业报刊。1920 年，中国协和医学院建立了协和高等护士专科学校，是我国第一所具有本科水平的护士学校，招收高中毕业生，学制 4～5 年，五年制学生被授予理学士学位。1922 年，我国加入国际护士会，成为国际护士会第十一个会员国。1932 年，中央护士学校在南京成立，学制 3～4 年，是我国第一所正规的公立护士学校。1934 年，教育部成立护士教育专门委员会，将护理教育改为高级护士职业教育，护士教育被纳入了国家正式教育系统。1950 年北京协和医学院与燕京大学、东吴大学、岭南大学、齐鲁大学等五所大学合办了五年制高等护理教育，培养了一批水平较高的护理师资和护理管理人员。在抗日战争时期，许多护理人员奔赴解放区，开办了医院和护士学校，克服重重困难救治伤病员，为抗日胜利做出了很大贡献。护理工作也受到了党中央的重视和关怀，毛泽东同志曾亲笔题词“护士工作有很大的政治重要性”，“尊重护士、爱护护士”。至 1949 年，全国共有护士学校 180 余所，3 万余护士，但还远远不能满足当时 6 亿人口医疗保健和健康的需要。

（三）现代护理

中华人民共和国成立以后，我国卫生事业有了很大的发展，护理事业的发展也进入了一个新的时期。

1. 护理教育体制逐步完善 1950 年在北京召开了全国第一届卫生工作会议，将护理专业教育列为中级专业教育之一，制定了全国统一的教学计划，并编写统一教材，为国家培养了大批中等专业护士。1966～1976 年的十年动乱使得护理教育遭受严重破坏，几乎全国所有的护士学校都被停办、解散或迁往边远地区，护理教育基本停滞。直到 1978 年，护士学校才开始陆续恢复招生。1979 年，卫生部先后发出《关于加强护理工作的意见》和《关于加强护理教育工作的意见》的通知，大力扶持护理工作和护理教育事业。首先恢复了中专护理教育，接着恢复和发展了高等护理教育。1983 年，教育部和卫生部联合召开会议，决定恢复高等护理教育，天津医学院率先开设了护理本科专业，此后其他院校也纷纷开设了护理本科专业。1992 年，北京、上海等地开始了护理硕士研究生教育。2004 年协和医科大学和第二军医大学分别开始招收护理博士研究生。同时，护理岗位教育和继续教育也开始发展，自 1979 年起，各医疗单位陆续对护士进行了岗位教育，教育手段主要是采取邀请国内外护理专家讲课，选派护理骨干到国内先进的医院进修学习，及组织编写相关材料供护理人员学习。1997 年，卫生部继续教育委员会护理学组的成立，标志着我国护理学继续教育正式纳入了国家规范化的管理。

2. 护理学术活动日益繁荣 从 1977 年起，中华护理学会和各地分会先后恢复，总会多次召开全国性护理学术经验交流会，各地分会也普遍举行各种不同类型的专题学习班、研讨班。中华护理学会还成立了学术委员会和各护理专科委员会。1954 年创办了《护理杂志》，1981 年改名为《中华护理杂志》。此外向全国发行的还有《中华护理教育杂志》、《实用护理杂志》等十余种专业学术刊物。在此期间，护理教材、护理论著相继出版，护理研究和护理科普文章如雨后春笋般涌现。1993年中华护理学会第21届理事会设立了护理科技进步奖，每两年评选一次。

随着我国改革开放的日益深入，美国、加拿大、日本、澳大利亚等国的护理专家纷纷来华讲学或进行学术交流，国家及各地每年也选派一定数量的优秀护理人员赴国外进修或攻读学位。各国学术交流的开展活跃了学术气氛，开阔了眼界，缩短了我国护理与国外护理的差距，提高了我国的护理教育水平和护理质量。

3. 护理专业水平不断提高 随着护理教育的恢复和发展，护理人员学术水平和科研能力的提高，现代科学技术的进步，我国的护理专业水平不断提高。大面积烧伤、器官移植、肿瘤护理、重症护理等专科护理开始出现，护理人员也不再局限于医院护理，开始走进社区和其他医疗机构开展护理服务，护理的内容和范围逐渐扩大，加上医学模式的转变，护理人员开始积极探讨以人的健康为中心的整体护理。

4. 护理管理体制逐步健全 为加强对护理工作的领导，完善护理管理体制，1982年国家卫生部医政司设立了护理处，负责全国护士的管理，制订了相关政策法规。1979年国务院批准卫生部颁发了《卫生技术人员职称及晋升条例（试行）》，明确规定了护理专业技术人员的技术职称：初级技术职称分为护士、护师，中级技术职称为主管护师，高级技术职称为副主任护师、主任护师。各省、市、自治区制订了护士晋升考核的具体内容和方法，使护理人员有了完善的晋升考试制度。1993年3月26日，卫生部颁发了建国以来第一个关于护士执业和注册的部长令和《中华人民共和国护士管理办法》，中国开始有了完善的护士注册及考试制度。1995年6月25日全国举行了首次护士执业考试，考试合格者方可获执业证书并申请注册。护理管理工作正式进入了法制化的轨道。2008年1月23日，国务院第206次常务会议通过了《护士执业注册管理办法》，此条例自2008年5月12日起开始施行。

三、护理学的发展趋势

（一）护理工作国际化

护理工作国际化主要是指专业目标国际化、专业标准国际化、职能范围国际化、管理方式国际化、人才流动国际化、教育国际化。加入世界贸易组织以后，我国在经济文化领域进一步开放，知识与人才的跨国交流日益频繁。目前，护理专业人才短缺是世界许多国家面临的共性问题，给我国护理人员创造了更多迈出国门、进入国际市场就业的机会。面对这种国际化的趋势，21世纪的护理人才应该是具有国际意识、国际交往能力、国际竞争能力和相应知识与技能的高素质人才。

（二）护理工作市场化

护理工作市场化是指随着市场经济的发展，护理工作将被推向市场，护理人员的流动和分布将由市场来调节，护理服务的内容和范畴也将根据市场需求的变化而变化。目前许多护理体制的改革，如护理人员聘用制、结构工资制的推行、护士独立开业的增多，家庭护理和社区护理的推广等，均体现了护理工作市场化的特点。服务第一、质量至上的宗旨将成为护理专业在市场竞争的主要立足点。护理人员必须不断学习新的知识和技能，提高自己的能力和水平，以适应护理工作市场化的变化。

（三）护理教育高层次化

在人们对健康需求日益增加的情况下，社会对护理人力资源的水平和教育层次也提出了更高标准。护理人员须通过不断学习新的知识和技术来提高自己的能力和水平，护理教育也需依据市场对人才规格的需求，逐步调整护理教育的层次结构。今后，护理人员的基本学历将以大专为主，护理学学士、护理学硕士、护理学博士人数将逐步增多。同时在培养目标上，将以提高护理人员素质作为主导目标，除注重培养护士良好护理理论知识和技能外，还需注重心理素质和人文素质的培养，使其在变化和竞争中具有较强的社会适应能力。

（四）护理工作法制化

随着我国法制化建设的推进，国务院和卫生部相继分别颁布了《护士管理办法》和《医疗事故处理条例》等一系列相关的法律法规，这些法律的颁布，即保护了患者和医疗机构的合法权益，同时也保障了医护人员的合法权益，维护了医疗安全，促进了医学科学发展。

《护士管理办法》以立法的形式，明确了各级卫生行政部门、医疗机构在护理工作管理方面的责任，完善了护士执业准入制度，保障了护士的合法权益，规范了护士执业行为。

（五）护理工作特色化

将中医学的理论、技术融会贯通于现代护理理论、技术之中，结合脏腑经络、阴阳五行学说为护理对象辨证施护，以谋求为人类健康事业做出更大贡献，这将是我国护理学术界在21世纪的重要任务之一。

第三节　护理学的基本概念

任何一门学科均以独特的知识体系作为实践的基础和指导，每一门专业均建立在一定的理论基础之上，而理论则由相关的概念来表述。护理学中，人、健康、环境和护理公认为是影响和决定护理实践的四个最基本的概念。

一、人

人是护理实践的核心，一切护理活动都是围绕人的健康而进行的。护理学研究和服务的对象是人，包括个体的人和群体的人。对人的认识是护理理论、护理实践的核心和基础，它影响着整个护理概念的发展，并决定了护理工作的任务和性质。

（一）人是一个统一的整体

所谓整体，是指按一定方式、目的有秩序排列的各个个体（要素）的有机集合体。人是生理、心理、社会、精神、文化的统一整体。人的心理、生理、社会等各方面相互作用、相互影响，其中任何一方的功能变化均可在一定程度上引起其他方面功能的变化；而人体各方面功能的正常运转，又能有力地促进人体整体功能的最大发挥，从而使人体获得最佳的健康状态。例如生理疾病会影响人的情绪和心理，从而影响人的学习、工作，乃至社会活动；另一方面，长期的心理压力和精神抑郁又会造成身体的不适，而出现各种身心疾患，如高血压、应激性溃疡、肿瘤等，因此对人的认识应注重其整体性。

（二）人是一个开放的系统

开放系统是指不断与周围环境相互作用，进行物质、能量和信息交换的系统。人作为自然系统中的一个子系统，不断与环境进行着物质、能量、信息的交换，同时，在自身内部各系统间也不停地进行着物质、能量、信息的交换，故人是一个开放的系统。人的基本目标是维持人体内外环境的协调和平衡，护理的主要功能就是帮助个体调整其内环境，去适应外环境的不断变化，以获得并维持身心的平衡及健康状态。强调人是一个开放系统，提示护理中不仅要关心机体各系统或各器官功能的协调平衡，还要注意环境对机体的影响，这样才能使人的整体功能更好地发挥和运转。

（三）人的基本需求

人的基本需求是指个体为了维持身心平衡及求得生存、成长与发展，在生理和心理上的最低限度的需求。美国心理学家马斯洛（Maslow AH）将人的基本需要分为五个层次：生理需要、安全需要、爱与归属的需要、尊重的需要和自我实现的需要。当人的需要得到满足时，个体就处于一种相对平衡的健康状态，反之个体就会因失衡影响其生理功能或导致疾病。护理人员应满足护理对象的基本需要，使其处于最佳身心状态。

（四）护理学中的人的范围

随着护理学科的发展，其专业服务对象与服务范畴都在不断地扩展，护理服务对象已从单纯的患者扩大到了健康的人。护理服务范畴扩展到了个体、家庭、社区和社会四个层面。护理的最终目标不仅是维持和促进个人高水平的健康，更重要的是应是面向家庭和社区，最终达到提高整个人类社会健康水平的目标。

二、环境

人类赖以生存的周围一切事物称为环境。环境是人类生存的空间，人类的健康与环境状况息息相关。环境对人类健康的影响越来越被人们所重视，良好的环境能促进人的健康，不良的环境则给人带来危害。护士应为患者创造良好的自然和社会环境，帮助人们识别和避免环境中不利因素，从而促进健康，维护健康。

（一）人的内环境

内环境是指人体内部的环境，包括心理和生理等方面。第一个描述人的内环境的是生理学家伯纳德。他认为，一个生物体要生存，就必须努力保持其体内环境处于相对稳定状态。其后许多科学家都致力于这方面的研究，大量研究表明：人体不断地使内部环境维持在一种动态的相对稳定状态，这种状态是靠机体的各种调节机制（如神经系统和体液）在无意识状态下以自我调整的方式来控制和维持的，只有内环境相对稳定，才能保持人体生理功能的正常，维持健康状态。如人体内的呼吸系统、循环系统、泌尿系统、神经系统、内分泌系统等都属于内环境中的生理方面，各系统之间通过神经、体液的调节维持生理稳定状态并与外环境进行物质、能量、信息的交换以适应外环境的变化。

（二）人的外环境

外环境由自然环境和社会环境所组成。自然环境即生态环境，是指存在于人类周围自然界中各种因素的总称，它是人类及其他一切生物赖以生存和发展的物质基础，包括自然界中的空气、水、阳光、粮食、蔬菜、动物及微生物等。社会环境是人们为了提高物质和文化生活而创造的环境。社会环境影响个体和群体的心理行为，与人类精神需求密切相关，包括社会交往、经济条件、劳动条件、生活方式、人际关系、宗教文化、风俗习惯等。文化教育滞后、人口过度增长、人际关系不和谐、医疗保健服务体系不够完善等都可影响人类健康。

（三）人与环境相互影响

人类的一切活动都离不开环境，人类与环境相互依存，相互影响。人们在改造自然的同时，要有环境保护意识，自觉地保护自己的生存环境，使人类与环境相互协调，维持一个动态平衡状态，使环境向着有利于人类健康的方向发展。

三、健康

（一）健康的概念

健康是个不断变化的概念，不同时期、不同文化背景及不同的价值观都有可能对健康有不同的理解。尽管如此，许多学者还是在积极努力，试图对健康做出一个较为全面的解释。对健康定义的认识，归纳起来，其演进过程大致如下。

1. 健康是没有躯体疾病　这种观点普遍认为健康就是指人体各器官系统发育良好，体质健壮，功能正常，精力充沛，具有良好的劳动效能状态。认为主观感觉良好或检查不出疾病就是健康。这种观点是对健康的最一般认识，也是不少人现在所持的健康观。这种观点最大的弱点在于未能真正回答出健康的实质、将健康与疾病视为“非此即彼”的关系，忽视了通常没有疾病，也非健康的普遍现象。

2. 健康是具有正常的生理、心理功能活动　这个健康的定义抓住了人体健康的重要特征，进一步深化了对健康的认识。人通过其各种功能的正常发挥维持了人的生长和繁殖，医学正是基于这种认识逐步发展出了许多人体功能的正常活动指标，但这种认识只从微观的角度分析了健康，没有把健康置于人类生活广阔的背景中，忽略了人对社会的适应性。

3. 健康是具有完整的生理、心理状况与良好的社会适应能力　世界卫生组织在1948 年给健康下的定义是：“健康不但是没有疾病和身体缺陷，还要有完整的生理、心理状况与良好的社会适应能力。”它刚一出现，便得到了人们的普遍认可。与以前的健康定义相比，它有以下几大优点：

（1）指出了健康不仅是没有疾病，从而弥补了健康就是没有疾病这一定义的不足。

（2）正确指出健康包括生理、心理两方面，克服了把身、心机械分割开的传统观念，为医护特别是护理拓宽了工作领域。

（3）健康也包括对社会环境的适应，把健康与人们充实而富有创造性的生活联系起来，即将健康放入人类社会的广阔背景中，可见健康已不仅是医务工作者的目标，而且是国家和社会的责任。

1990 年，世界卫生组织关于健康的概念又有了新的发展，把道德修养纳入了健康的范畴，提出了新概念，即“健康不仅是没有疾病，而且包括躯体健康、心理健康、社会适应良好和道德健康”。新的健康概念告诉人们，健康不再是单纯的生理上的病痛与伤残，它涵盖了生理、心理、社会及道德健康。

这一定义反映了人类对自身健康的理想追求，尽管还不尽完善，但它的发展过程反映了人们对健康的认识已逐步超越生物医学模式的界限，并促进了生物—心理—社会医学模式的形成，也给现代护理学的理论和实践发展带来了深远的影响。

（二）人的健康受多种因素影响

人生活在自然及社会环境中，有着复杂的生命活动，其健康受到多种因素的影响。如环境因素、生物因素等。

1. 环境因素　人是一个开放的系统，通过内环境不断与外环境之间进行物质、能量、信息的交换，并保持动态平衡，以维持人体的健康。影响健康的环境因素包括自然环境因素和社会环境因素。

（1）自然环境因素　良好的自然环境是人类生存和发展的物质条件，如充足的阳光、空气、水、适宜的气候等。如果自然环境发生某些改变，生态平衡遭到破坏，就会对人类健康造成直接或间接的影响。环境会影响人，也会被人所影响。随着科学技术的发展，人类利用和控制环境的能力不断提高，给环境带来了污染，如大量工业废弃物和生活废弃物的排放、人工合成的化学物质与日俱增，使空气、水、土壤等遭到了破坏，威胁人类的健康。

（2）社会环境因素　人生活在社会群体中，不同的社会制度、经济状况、风俗习惯、文化背景及劳动条件等社会环境因素，均可导致人们产生不同的社会心理反应，从而影响身心健康。①政治制度：是否将公民的健康放在重要位置，并积极采取措施以促进公众健康，政治制度能产生很大的影响。如大气污染、工业污染的治理，水资源的净化等，都直接与人们的健康密切相关。②社会经济因素：社会经济状况与个人经济条件的好坏都会直接影响人们的健康水平。如社会经济水平的提高，有利于增加卫生资金的投入，改善卫生保健服务设施，从而提高人们的生活水平。另外，与经济因素有关的其他因素如工作条件、生活条件、营养状况也影响人的健康。③文化教育因素：文化教育通过影响人类素质间接影响到人们的健康意识。人的文化素质、教育制度、受教育程度、风俗习惯、宗教信仰、传播媒介都能影响人的健康。

2. 生物因素　影响人类健康的生物因素主要指生物性致病因素。病原微生物引起的传染病、寄生虫病和感染性疾病，占影响健康因素的 10%。现代医学已经掌握了一些控制生物性致病因素的手段，如预防接种、消毒灭菌、使用抗生素等，但生物性致病因素的危害依然存在，某些传染性疾病对人类的健康仍构成严重威胁，如艾滋病、非典型肺炎等。

3. 机体因素

（1）遗传因素　据统计，世界遗传性疾病患者有6.4亿，我国就有1.3亿。占影响健康因素的10%，对人类健康的影响不可忽视，且许多疾病目前还没有有效的根治方法，给家庭、伦理、道德、法制和医疗康复带来很大的难题。目前主要是通过提倡科学婚配、优生和法制等手段来减少遗传性疾病的发生。

（2）心理因素　心理因素对健康的影响，主要是通过情绪、情感发生作用。积极的情绪可增进健康、延缓衰老，消极的情绪可损害健康。中医学早就有“喜伤心、怒伤肝、思伤脾、忧伤肺、恐伤肾”之说，现代医学研究表明，许多慢性病的发病与心理因素有关，如心血管病、肿瘤、高血压、胃十二指肠溃疡等。

4. 生活方式　生活方式是指人们长期受一定文化、民族、经济、社会、风俗、规范，特别是家庭影响而形成的一系列生活习惯、生活制度和生活意识，占影响健康因素的50%。例如不良饮食习惯、吸烟、酗酒、生活工作紧张、娱乐活动安排不当、家庭结构异常等，均可导致机体内部失调而致病。因此科学家指出应大力提倡良好的生活习惯。

5. 获得卫生保健设施的可能性　卫生保健设施因素包括医疗保健网络是否健全、医疗保健系统是否完善及群体是否容易获得及时有效的卫生保健和医护方面的照顾等，均对健康产生较大的影响。

（三）健康的模式

健康与疾病是两个复杂的概念，为了对其有更进一步的认识，现介绍两个健康的模式。

1. 健康－疾病连续相模式　在健康－疾病连续相模式（health－illness continuum model）中，健康是指人在不断适应内外环境变化过程中所维持的生理、心理、情绪、精神、智力及社会等方面的动态平衡状态；疾病则是指人的某方面功能较之于以前的状况处于失常的状态。健康－疾病连续相即指健康与疾病为一连续的过程，处于一条线上，其活动范围可从濒临死亡至最佳健康状态（图1－2）。

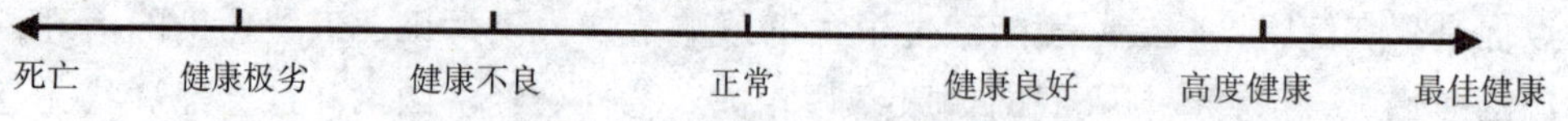

图1－2　健康与疾病轴示意图

人大多数时间处于这个连续线的中间部分，一个人在健康与疾病轴上的位置，每时每刻都在变化，健康与疾病这对矛盾在一定条件下可以相互转化，如慢性疾病患者其病情稳定后可以参加社会实践活动，残疾人充分发挥其尚存的功能，成为残而不废的有用之人，达到他们最高的健康水平。

连续相上的任何一点都是个体身、心、社会诸方面功能的综合表现，而非单纯的生理上有无疾病。如一个生理功能正常而有行为紊乱、社会适应不良者，其在连续相上所占的位置应在健康不良侧。护理人员应用该模式可帮助服务对象明确其在健康－

疾病连续相上所占的位置，并协助其采取措施尽可能达到健康良好状态。具体地说，是使健康者保持、增进健康；患病者恢复健康；伤残者达到最大功能恢复；临终者得以安宁去世。

2. 最佳健康模式 最佳健康模式（high - level wellness model）由邓恩在1961年提出。他认为健康仅仅是“一种没有病的相对稳定状态。在这种状态下，人和环境协调一致，表现出相对的恒定现象。”人应设法达到最佳健康水平，即在其所处的环境中，使人各方面的功能得以最佳发挥，并发展其最大的潜能。

最佳健康模式更多地强调了促进健康与预防疾病的保健活动，而非单纯的治疗活动。因此，护士可应用最佳健康模式帮助其服务对象进行有利于发挥机体最大功能和发展潜能的活动，从而帮助其实现最佳健康。如对于有生理残障者，护士在制定护理计划时，不仅要考虑如何在生理方面发挥其残存功能，还要帮助其在社会、情感、认知等方面适应这种残疾，将其生理残疾融入新的生活方式中，以提高生活质量。

（四）健康与疾病的关系

健康和疾病是一对矛盾的两个方面，有人提出健康与疾病是连续统一体的观点，认为人的一生，从生命开始到结束，是由健康与疾病构成的线性谱，即一端是良好的健康状态，另一端是衰老和死亡状态。任何时期都包含着健康和疾病两部分，哪一部分占主导地位，就表现出哪一方面的现象和特征。在一定条件下，两者可以相互转化。现在大多认为健康和疾病在个体身上并存，即一个人可能在生理、心理、社会的某方面处于低水平的健康甚至疾病状态，但其他方面是健康的，如身残志坚，即一个人可将自己的各方面进行调整，扬长避短，达到自身健康的良好状态，并充分发挥潜能，同样为人类、社会做出贡献。此外，健康和疾病之间很难找到明显的界限，存在过渡形式，是动态的，不是绝对的，一个人的健康状况与人体本身的防御机能及有害因素对人体的影响密切相关，在医务人员的共同努力下随时可以改变。

四、护理

对护理的认识随着医学模式的发展以及社会所赋予护理的任务而不断变化。

1859年南丁格尔提出“护理的独特功能在于协助患者置身于自然而良好的环境下，恢复身心健康。”

1966年美国护理学家弗吉尼亚·韩德森（Virginia Henderson）指出“护理的独特功能是协助个体（患病者或健康人）执行各项有利于健康或恢复健康（或安详死去）的活动。这些活动，在个人拥有体力、意愿与知识时，是可以独立完成的，护理也就是协助个人尽早不必依靠他人来执行这些活动”。

美国护士协会在1980年提出：“护理是诊断和处理人类对现存的和潜在的健康问题的反应。”这个定义的内涵：①明确提出护理学是研究人类对“健康问题”的“反应”，限定为护理学是为人的健康服务的一门科学。②明确指出护理重视的是人类对健康问题的“反应”，而不是健康和疾病本身，这就明确了医疗专业和护理专业之间的区别。③人类对健康问题的反应是多方面的，包括生理、心理、情感、社会等方面的反应，它是发生在整体人的身上。因此确定了护理的对象不是单纯的疾病，而是整体的人。④护理的任务是“诊断”和“处理”人对健康问题的反应，因此，护士必须掌握护理程序这一工作方法。这个定义突出了护理的独立性和专业性，护理贯穿于人的整个生命过程。护士运用护理程序的科学方法来实现“促进健康、预防疾病、恢复健康、减轻痛苦”这四项基本职责，帮助生活在各种环境中的人与环境保持平衡，满足人的基本需求。

五、四个基本概念的相互关系

人、环境、健康和护理四个基本概念是密切相关的，缺少其中的任何一个概念，都使护理不能成为独立的学科，且不能成为专业。人是四个概念的核心，其存在于环境中并与环境相互影响，当人的内外环境处于平衡，多层次需要得到满足时，人即呈现健康状态，而护理实践是围绕人的健康开展的活动，护理的任务就是帮助健康不佳者恢复健康，帮助健康者维持健康。

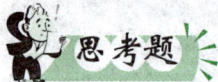

思考题

1. 学了护理学发展史，对自己从事的护理专业有何启示？
2. 简述南丁格尔对护理学的伟大贡献。
3. 为什么说人是一个统一的整体？
4. 用图表表述健康－疾病连续相模式，并阐述其含义。
5. 试述护理四个概念及其相互关系。
6. 结合健康与疾病的概念，谈谈你自己健康状况如何？怎样才能向健康的最佳状态转化？
7. 护理学的任务是什么？护理学的范畴有哪些？
8. 比较各种护理工作方式的不同点。

（吕纯英）

第二章 护理人员在卫生服务体系中的角色功能

学习目标

1. 掌握护士的角色功能、护士的基本素质及其行为规范。
2. 熟悉医院的基本功能及工作的特点，熟悉社区卫生服务。
3. 了解我国医疗卫生服务体系。

卫生服务体系是指提供医疗、预防、保健、康复、计划生育和健康教育等服务的组织和机构在提供卫生服务过程中形成的相互关联的一个系统。卫生服务体系的建设与发展，直接关系到一个国家的人民健康、社会稳定和经济的发展。它的主要任务是防治疾病、保障人类健康和提高人口素质。

护理人员在卫生服务体系中承担着重要的预防保健及防病治病的工作。1993 年世界银行在其世界发展状况报告中指出“大部分初级卫生保健工作应该由护士及助产士承担，在未来的一段时间内，此种趋势将逐渐扩大……”因此护理人员必须明确自己在卫生服务体系中的作用，正视社会所赋予的多元化角色，为人们提供最优质的健康服务。

第一节 我国医疗卫生服务体系

我国随着经济的发展、科学技术的进步以及人民生活水平的提高，人们的健康观发生了很大的变化。完善的医疗卫生服务及高品质的生活成为人们的一致追求。医疗卫生服务中护理人员承担着预防疾病、促进健康的神圣职责。预防保健的内涵已延伸到生理、心理、社会领域，并需要全社会的参与，护士只有在充分了解有关健康、疾病及医疗卫生体系后，才能提供整体的预防保健护理，促进全人类的健康。

一、我国医疗卫生服务体系的组织结构与功能

我国医疗卫生服务体系根据其工作性质和功能大致可以分为三类：卫生行政组织、卫生事业组织和群众卫生组织，其隶属关系见图 2－1。在各级卫生组织中均有一批护理工作者和相应的护理管理部门。护理人员辛勤地奋斗在医疗保健、卫生防疫、护理教育和科研的第一线。

（一）卫生行政组织

我国卫生行政组织的体制为：国家设卫生部，省、自治区、直辖市设卫生厅（局），地区、市、县设卫生局（科），乡镇或城市街道办事处设卫生专职干部，负责所辖地区的卫生工作。卫生部、厅、局、县，是主管省、自治区、市、县卫生工作的职能部门（图2－1）。其主要功能：根据党和国家对国民经济和社会发展的统一要求，制定全国和地区卫生事业发展的总体规划、方针、政策；制定有关卫生工作的法律、法规、技术标准和重大疾病防治规划等；制定医学科研发展规划，组织科研攻关；依据卫生法规、标准对社会公共卫生、劳动卫生、食品、药品、医用生物制品和医疗器材行使监督权，对重大疾病及医疗质量等实行监测；制定爱国卫生方针、政策和措施并组织实施等。

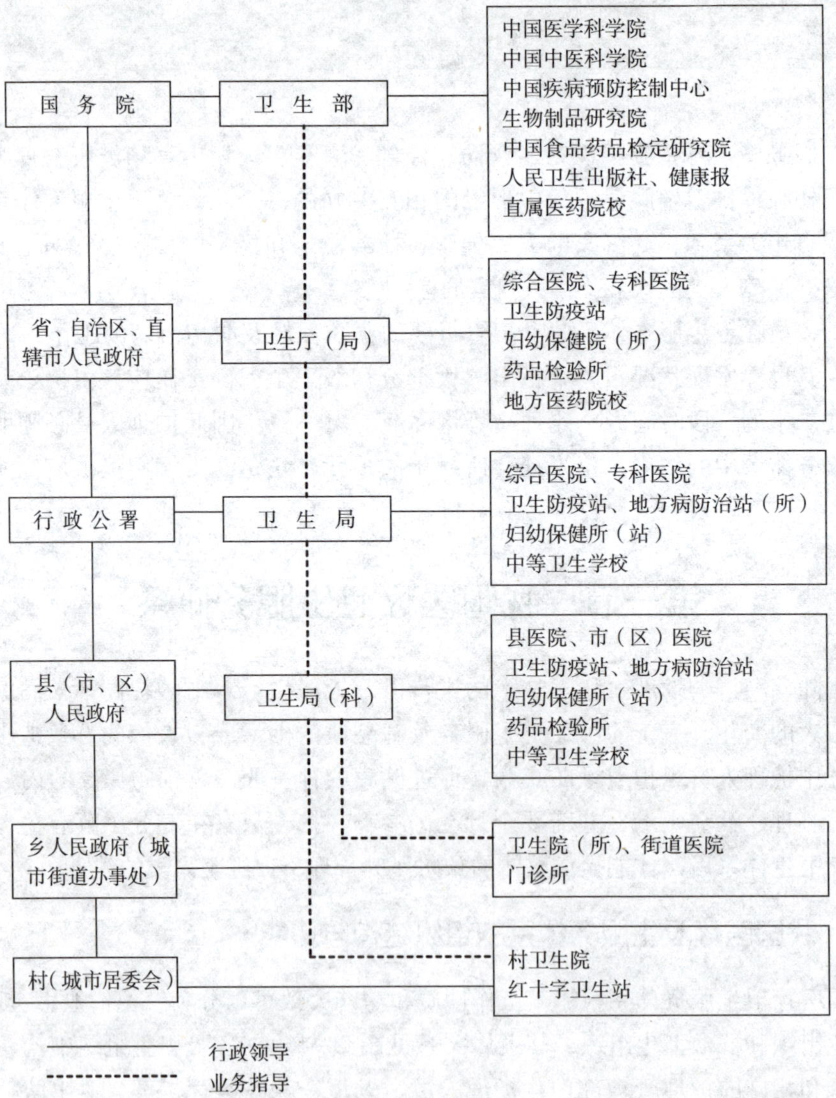

图2－1 各级卫生组织机构及其隶属关系

（二）卫生事业组织

卫生事业组织是具体开展业务工作的专业机构。按工作性质可分为：

1. 医疗预防机构　包括各级综合医院、专科医院、门诊部、康复医院、疗养院、医疗保健院（所）老年院、护理院等。主要承担诊疗和预防疾病的任务。目前是我国分布最广、卫生人员最集中、任务最繁重的机构。

2. 卫生防疫机构　包括各级卫生防疫站，职业病、结核病、地方病、寄生虫病防治机构及国家卫生检疫机构。主要承担预防疾病的任务。对危害人体健康的各种影响因素，如食品卫生、环境卫生以及学校卫生等进行监测和监督。

3. 妇幼保健机构　包括各级妇幼保健院（所、站）、妇产科医院、儿童医院及计划生育专业机构，如计划生育门诊部、咨询站等。主要承担保护妇女、儿童健康的任务，负责制定妇女、儿童卫生保健规划，计划生育技术质量标准的监督检查及开展新技术的开发研究与优生优育等工作。

4. 药品、生物制品、卫生材料的生产，供销及管理检测机构　包括药品检验所、生物制品研究所等。主要承担发展我国医药学和保证安全用药的任务。

5. 医学教育机构　包括各类医学院校、职业技术学院、卫生学校等。主要承担发展医学教育，培养医药卫生人才的任务，并对在职人员进行专业培训。

6. 医学科学研究机构　包括中国医学科学院、中国中医科学院、中国疾病预防控制中心、各种研究所等。主要承担医药卫生科学研究、推动医学科学和人民卫生事业发展的任务，为我国医学科学的发展奠定基础。

（三）群众卫生组织

群众卫生组织是由专业或非专业人员在政府行政部门领导下组成的机构。按人员组成和活动内容的不同可分为三类。

1. 由国家机关和人民团体的代表组成的卫生组织　由各级党政组织和群众团体负责人组成，主要任务是组织有关单位和部门共同做好卫生工作，协调各方关系，如爱国卫生运动委员会、血吸虫病或地方病防治委员会等。以推动群众性除害灭病及卫生防病等工作。

2. 由卫生专业人员组成的学术性团体　如中华护理学会、中华医学会、中华预防医学会、中国药学会及全国各地成立的分会或地方性学会等。主要任务是提供医药卫生技术、开展各种学术活动和培训学习，交流经验、科普咨询等。

3. 由卫生工作者和群众卫生积极分子组成的基层群众卫生组织　中国红十字会就是这个组织的代表机构。主要任务是协助各级政府的有关部门，开展群众卫生和社区福利救济等工作。

二、医院

医院是对个体或特定人群进行防病、治病的场所，配备有一定数量的病床设施、医疗设备和相应的医务人员，通过医务人员的集体协作，运用医学科学的理论和技术，对住院或门诊患者实施科学的诊治和护理的机构。

（一）医院的基本性质与功能

1. 医院的基本性质 卫生部颁发的《全国医院工作条例》明确了医院的性质“医院是治病防病、保障人民健康的社会主义卫生事业单位，必须贯彻国家的卫生工作方针政策，遵守政府法令，为社会主义现代化建设服务”。

2. 医院的功能 医院的功能即医院的任务。卫生部颁发的《全国医院工作条例》指出，医院的任务是“以医疗为中心，在提高医疗质量的基础上保证教学和科研任务的完成，并不断提高教学质量和科研水平。同时做好扩大预防，指导基层和计划生育的技术工作。”

医院的基本功能有：

（1）医疗 是医院的主要功能。以诊疗与护理两大业务为主体，医疗和辅助业务部门密切配合，形成一个为患者服务的医疗整体。医院医疗分为门诊医疗、住院医疗、急救医疗和康复医疗。门诊、急诊医疗是第一线，住院医疗是中心。

（2）教学 医学教育与其他专业教育不同，其显著特点就是学校教育只是医学教育的一部分，每个专业人员必须经过学校教育和临床实践两个阶段。即使是在职医务人员，也需要不断接受新知识、新技术、新业务的学习和培训，才能跟上现代医学科学发展的步伐，才能培养出合格的医生、护士。因此，教学也是医院要承担的一项重要任务。

（3）科学研究 医院是临床医疗实践的场所，也是医学科学研究的重要实践基地。许多临床上的问题都是科学研究的课题。开展临床研究，能促进医学和护理的发展，提高医疗和护理质量。

（4）预防和社区卫生服务 随着医院职能的不断扩展，各级医院不仅承担诊疗疾病的任务，还要为社区群众提供预防保健、社会医疗护理服务，开展社区家庭服务，指导基层做好计划生育工作，进行健康教育、健康咨询及疾病普查工作；提倡健康的生活方式和加强自我保健意识，以延长寿命，提高生活质量。

（二）医院工作的特点

1. 以患者为中心 医院各部门以患者为中心开展工作，提供全方位的医疗、护理，以满足患者的基本需要，保证患者的安全。

2. 技术性和科学性 医务人员在临床工作中要解决患者的健康问题，所面临的是患者这一有机整体的非常复杂的变化，这就要求医务人员要具备全面的理论知识、熟练的技术操作能力和丰富的临床经验，同时还应具备人文科学、社会科学和预防医学等方面的知识。更要有团结协作的精神和高尚的职业道德，为患者提供优质的医疗护理服务。

3. 连续性和时间性 医院在诊疗抢救工作中有严格的时间性和连续性，面对危急情况，时间就是生命，必须分秒必争，以挽救患者生命；针对患者病情的观察又要求做到连续不间断。因此医院工作是长年日夜不断，需要根据这一特点安排工作时间。

4. 随机性和规范性 医院各科患者病种复杂繁多，病情变化万千，需要严密观察和及时处理；突发事件和灾害性抢救任务繁重，需随时应对，及时抢救；同时，医院工作又关系到人的生命安全。因此，要求医院必须制定严格的规章制度，明确各级人员的岗位责任，在医疗护理工作程序、技术操作上达到规范化、标准化。

5. 社会性和群众性 医院是一个开放系统，其服务范围广，联系着社会、家庭和个人，要满足其对医疗护理的要求，需调动各方面的因素，并与之保持密切联系。同时，医院的建设与发展也离不开社会的配合与支持。

6. 复合型劳动 医院工作是脑力劳动和体力劳动相结合的复合型劳动，是创造性的劳动。要提高医疗护理质量，为患者提供优质的技术服务和人文关怀，必须提倡合理检查，合理用药，减少浪费。因此医院必须调动医务人员的积极性、主动性和创造性，重视人才培养和技能训练，充分发挥医务人员的内在动力。

（三）医院的类型与分级

1. 医院的分类 根据不同划分条件，可将医院化为不同类型（表 2-1）。

表 2-1　医院分类

划分条件	类型
按卫生部分级管理制度	一级医院（甲、乙、丙等）、二级医院（甲、乙、丙等）、三级医院（特、甲、乙、丙等）
按收治范围	综合医院、专科医院、康复医院、职业病医院
按特定任务	军队医院、企业医院、医学院校附属医院
按地区	城市医院（市、区、街道医院）、农村医院（县、乡镇医院）
按所有制	全民所有制医院、集体所有制医院、个体所有制医院、中外合资医院

注：表中有的医院兼有几种类型

2. 医院的分级 医院分级管理就是按照医院的功能和相应规模、技术力量、管理水平及服务质量等综合水平，将其划分为一定级别和等次的标准化管理。在卫生部提出的医院管理方案中，医院被分成三级（一、二、三级）、十等（每级分甲、乙、丙等，三级医院增设特等）。

一级医院是直接为一定社区（≤10 万）提供医疗卫生服务的基层医院，主要指农村乡、镇卫生院和城市社区卫生服务中心。主要功能是直接对人群提供一级预防，并进行多发病、常见病的管理，对疑难重症做好正确转诊，协助高层次医院做好住院前后的服务。

二级医院是跨几个社区（其半径人口在 10 万以上）提供医疗卫生服务的医院，是地区性医疗预防的技术中心。主要指一般市、县医院及省辖市的区级医院和相当规模的厂矿、企事业单位的职工医院。主要功能是提供医疗护理、预防保健和康复服务，参与指导对高危人群的监测，接受一级医院转诊，对一级医院进行业务指导，进行一定程度的教学和科研。

三级医院是跨地区、省、市以及向全国范围提供医疗卫生服务的医院，是具有全面医疗、护理、教学、科研能力的医疗预防技术中心。主要指国家、省、市直属的市级大医院及医学院校的附属医院。主要功能是提供全面连续的医疗护理、预防保健、康复服务和高水平的专科医疗服务，解决危重疑难病症，接受二级医院转诊，对下级医院进行指导和培训，并承担教学、科研任务。

（四）医院的组织结构

我国医院的组织结构是按卫生部统一颁布的组织编制原则规定设置的，其不同类型和不同级别的医院所承担的社会职能和服务功能有所不同，但医院的组织结构设置基本相同。医院的组织结构大致分为三大系统：诊疗部门、辅助诊疗部门、行政后勤部门，实行党委领导下的院长负责制（图2－2）。

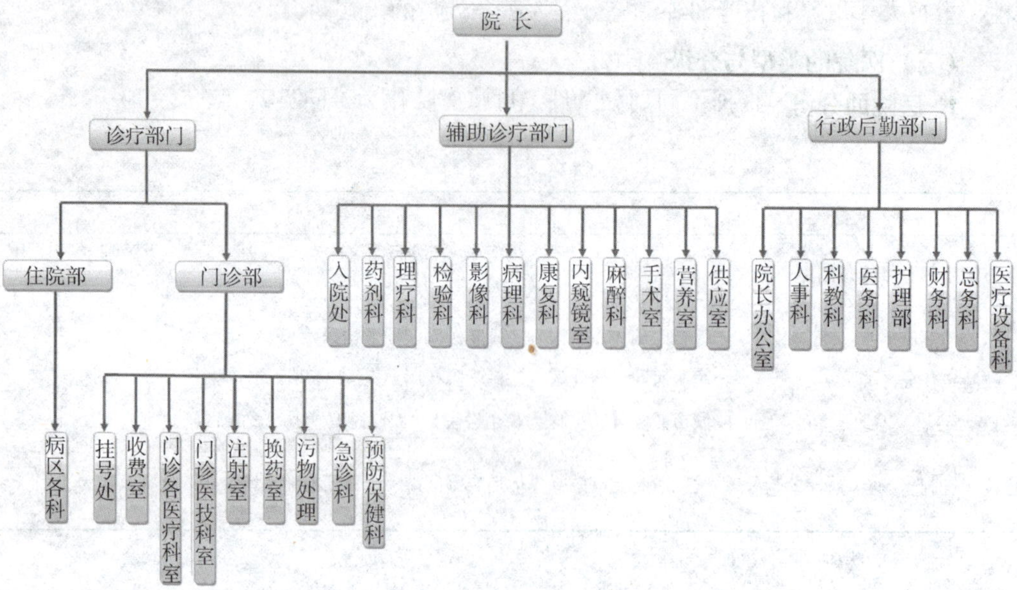

图2－2 医院组织结构示意

三、社区卫生服务

（一）社区卫生服务的定义

社区是指一定地域内具有某些共同特征的人群在社会生活中所形成的共同体。

社区卫生服务是指社区内的卫生机构及相关部门合理使用社区的资源和相关技术，根据社区内存在的主要卫生问题，主动为社区居民提供的基本卫生服务。社区卫生服务的工作中心是人群的健康，在社区范围内，以家庭为单位，以人群的需求为导向，以妇女、儿童、老年人、慢性患者、残疾人等为重点，解决社区内主要卫生问题和满足基本卫生服务。它是融预防、医疗、保健、康复、健康教育、计划生育技术服务等为一体，有效、经济、方便、综合、连续的基层卫生服务。

（二）社区卫生服务的原则

1. 为人民服务是一贯坚持的宗旨 社区卫生服务以为人民服务为宗旨，目的是方便群众获得基本的医疗预防保健服务和提高人民健康水平。

2. 注重获得社会效益　社区卫生服务要把群众的需要和群众的利益放在首位，防止片面追求经济收益而忽视社会效益的倾向。

3. 以社区人群需求为导向　收集社区居民的卫生服务需求信息，改革服务模式，提高服务质量，提供优质的服务态度，不断满足人民群众日益增长的多方面的卫生保健服务需求。

4. 因地制宜，量力而行　社区卫生服务的组织机构、服务内容、保障水平、服务价格等要与社会经济发展水平和群众承受能力相适应，要尊重客观实际，结合具体情况开展适宜的服务。

5. 注重结构调整　发展社区卫生服务是对现有卫生服务体系的结构性调整，重点在于转变服务观念和服务模式，充分利用现有社区卫生资源，避免低水平重复建设和卫生资源的浪费。

（三）社区卫生服务的特点

1. 合理性　社区卫生服务宗旨是满足服务对象的各种需求，其服务的内容和价格、开设的时间和地点等都必须考虑合理性，以确保社区居民充分享受社区卫生服务，从而真正达到促进和维护社区居民健康的目的。

2. 综合性　针对各类不同的人群，社区卫生服务的内容由预防、保健、医疗、康复、健康教育、计划生育技术服务等综合而成，并涉及与健康有关的生物、心理、社会各个层面。

3. 连续性　社区卫生服务贯穿于生命的全过程，融入到生命的各个周期以及疾病发生、发展的各阶段。社区卫生服务不会因为某一个健康问题的解决而终止，而是根据生命各周期及疾病各阶段的特点及需求，提供具有针对性的服务。

4. 广泛性　社区卫生服务的对象是社区全体居民，包括各类人群，即健康人群、高危人群、患者群、妇女、儿童及老年人等，涉及各类人群、各个阶段。

（四）我国目前社区卫生服务现状

我国目前社区卫生服务组织形式多种多样，但机构名称不完全相同。如社区健康中心、社区卫生服务站、社区卫生服务中心等，其基本功能和组织形式大致相同。现阶段，社区卫生服务主要依托现有的基层卫生机构，形成以社区卫生服务为中心、社区卫生站为主体，其他卫生机构为补充，以上级卫生机构的精神为指导，实行双向转诊的工作形式。

社区卫生服务主要由预防保健医师、全科医师、社区护士等有关专业卫生技术和管理人员组成。社区卫生服务的内容有：①开展社区预防、保健、医疗、康复、健康教育、计划生育技术服务等工作；②深入社区、家庭，提供综合性卫生服务；③进行环境、职业健康与安全管理；④针对传染性与感染性疾病的预防和控制；⑤妇女、儿童、中老年人的保健及心理卫生与精神卫生保健工作；⑥开展科普教育工作。

四、家庭病床

随着医学科学的发展，传统的治疗模式正逐渐转变为预防模式、群体保健。家庭病床的建立，扩展了医院的社会功能，是集预防、医疗、康复三位一体的良好形式。它既能满足患者的需要，又缓解了医院床位的紧张，同时还能合理利用医疗资源，削减医疗费用，减轻患者及家属的负担。随着老龄化社会的到来，家庭病床将更突出地发挥其优势，满足人民健康的需要，护理人员将是家庭病床工作中的主力军。

（一）家庭病床的概念

家庭是由两个或更多的人组成。家庭成员具有血缘、婚姻或情感上承诺的永久关系，其成员共同努力以达到生活的目标与需要。

家庭病床是指医疗机构为了满足社会医疗需求，选择适宜在家庭环境中医疗和康复的病种，派出医护人员走入家庭，让患者在自己的家庭中，在家人的陪伴照顾下接受治疗和护理。

（二）家庭病床的适用范围

（1）经住院治疗、手术后恢复期或急诊留观后，病情稳定但仍需继续治疗的患者。

（2）年老、体弱、行动不方便，到医院就诊有困难的患者。

（3）病情适宜在家疗养，但需给予支持治疗和护理以减轻痛苦的患者。

（三）家庭病床的护理工作

家庭是患者熟悉的环境，应调动患者的积极性，以患者的健康为中心，运用护理程序的方法，准确地收集患者的资料，找出健康问题，制定护理计划，熟练地实施各项护理措施，满足患者的需要，并适时地评价护理效果。家庭病床的患者不同，需要不一样，护理工作的内容也将不同，一般常进行的护理工作如下：

（1）治疗及护理　如注射、换药、按摩、灌肠、导尿等。

（2）功能锻炼　根据患者的病情进行指导，协助患者正确进行功能锻炼，如呼吸功能、肢体功能、膀胱功能的锻炼。

（3）健康教育　介绍相关疾病的防治知识、用药知识、饮食调养知识及家中常用物品的消毒隔离知识等，同时进行患者自我保健责任与意识的教育。

（4）心理护理　了解患者的心理状况，有针对性地帮助患者克服疾病所造成的心理障碍，指导患者学习调节心理平衡的方法，并积极地争取家属的合作和支持。

（5）效果评价　针对每一阶段患者出现的护理问题、采取的护理措施及时进行评价并作好记录。

（6）联系医院　根据患者的需要，联系医院检查或住院治疗等。

五、卫生服务策略

（一）人人享有卫生保健

世界卫生组织1977年在瑞士日内瓦召开第30界世界卫生大会，确立了世界卫生组织和各国政府的主要卫生目标：到2000年使世界所有人的健康状况能在社会和经济两方面都享有卓有成效的水平，即“2000年人人享有卫生保健”。世界卫生组织确立的21世纪人人享有卫生保健的总目标是：①公平地在国家之间和国家内部改进健康；②使全体人民增加寿命和提高生活质量；③使全体人民享受到持续发展的卫生系统提供的服务。其具体目标是：实现人人都能够有成效地进行工作，能积极参加社区的社会生活，每个人都应享有初级卫生保健，而且卫生保健起始于社区、家庭、学校和工厂等。

（二）健康新视野

针对全球人口的不断增加，人口结构的改变以及老年人口比例的增加等一系列问题，世界卫生组织在 1994 年西太平洋地区办事处提出“健康新视野”的战略框架，1995 年发表了“健康新视野”的重要文献，文献指出未来的工作方向务必将侧重点从疾病本身转向控制或消除导致疾病的危险因素和促进健康方面来；卫生干预以健康为中心，以人为中心。未来年代的两个核心概念是健康保护与健康促进。健康保护是指在承认人类生命脆弱性的前提下，向人群提供专业性技术援助，防止各种有害因素对健康的损害。健康促进是指个人与其家庭、社会和国家一起采取措施，鼓励健康行为，增强人们改进和处理自身健康问题的能力。西太平洋地区提出的工作方针是：强调个人责任，鼓励和促进人们采取健康的生活方式，承诺给人们提供高质量的生活环境。“健康新视野”从三方面考虑具体实施：①生命的培育；②生命的保护；③老年人的生活质量。

六、护士角色及其功能

（一）护士角色

护士角色是指社会所期望的护士应具有的行为模式。这种行为模式的形成源于职业的要求，并随着社会的变迁而变化。不同时期护士角色的形象、期望、职责都有所不同。现代护士作为一个受过正规护理教育、有专业知识的独立实践者，被社会赋予了多元化角色，肩负着维护和促进健康的重任，因此，必须具有相应的道德品质、业务知识和操作技能。

（二）护士角色的功能

1. 健康照顾者 在护理工作中，帮助服务对象满足基本需要，进行日常生活照顾，提供直接的护理服务，是护士的首要职责，如帮助摄取食物、给予药物、活动、排泄等。

2. 健康咨询者 护士运用沟通技巧，通过解答护理对象的问题，提供相关信息，给予健康指导，帮助其调节情绪，使护理对象清楚地认识自己目前的健康状况，并以积极有效的方法去应对。

3. 护理对象权益的维护者 随着医学科学的发展和各种新技术在临床上的应用，护士有责任帮助护理对象理解来自各种途径的各项健康信息，通过对健康信息的理解，帮助护理对象做出正确的选择，以确保护理对象的权益不受侵犯和损害。

4. 健康协调者 在为护理对象服务的过程中，护士需联系并协调与有关人员及机构间的相互关系，建立一个有效的沟通网络，使诊断、治疗、护理和其他卫生保健工作能顺利进行，保证护理对象获得最佳的整体性医护照顾。

5. 健康教育者 护士针对护理对象的不同特点进行健康教育，使人们有正确的健康态度和健康行为，达到预防疾病，促进健康的目的。同时护士还应教导新护士、护生，帮助引导她们进入护理工作领域，发挥其护理专长。

6. 护理管理者 护士应对日常护理工作中，需对人力、物力、财力进行合理的组织、协调、控制与管理，以合理地利用各种资源，提高工作效率，满足患者的需求，使护理对象得到优质的服务。

7. 护理研究者 科学研究是发展护理专业必不可少的活动，在护理实践中要扩展护理理论知识，发展护理新技术，提高护理质量，促进专业发展，都必须积极地进行科学研究，这样，才能使护理的整体水平从理论和实践上不断提高。

8. 改革者 护士应适应社会发展的需要，不断改革护理的服务方式，扩大护理工作范围和职责，推动护理事业的发展。

现代社会对护士角色的需求会越来越多，护理角色的内涵和外延也将不断扩展。护理角色将从直接提供护理者，发展到护理的设计者、管理者、协调者，以致成为未来的医疗保健专家以及护理的研究者、决策者。

（三）护士在卫生保健中的作用

根据世界卫生组织的报告，护理人员作为健康保健事业的重要力量，在21世纪将承担更多的责任和更艰巨的任务。

1. 开展社区护理，提高人群健康水平 随着社会人群对健康保健需求的不断增长，医院服务已远远不能满足社会各类群体的需求，社区服务、社区护理应运而增。护理人员开始面向社会，将工作领域扩展到社区，关注每个人和每个人群的健康状况，承担起初级保健的任务，为社区老年人、妇女、儿童、慢性患者等重点人群提供诸如老年人保健、慢性病护理、职业病防治、妇女普查、免疫接种等健康保健服务，同时开设家庭病床，满足院外患者的基本治疗和护理需求。护理人员还将与社区公共卫生人员、社会工作者共同合作，开展社会卫生监督性服务及企业、学校、机关、街道卫生人员保健业务培训和技术交流，运用多种途径、多种方法提高人群的健康水平。

2. 为急、危、重症患者提供整体护理 随着医学科学的发展，大量引用新技术、新的治疗方法，有效地缩短了一般患者的住院治疗的时间，同时，社区保健工作的加强，大量轻患者、慢性病患者转入社区进行治疗和护理，而医院内的患者大多为急、危、重症患者，这就要求护士必须具有处理各种临床复杂情况的能力和娴熟精湛的技术，能使用先进的、复杂的仪器和设备，为患者提供全面、优质、高效的整体护理。

3. 提供健康教育和指导，倡导健康的生活方式 根据世界卫生组织的目标，提高个人、家庭的自我护理、自我保健能力，是护士的重要职责。针对各类人群实施有效的健康教育是护士应具备的能力之一。护士通过开展内容广泛、形式多样的健康教育，调动人们自我护理的潜能，指导人们掌握自我保健知识与技能，更新健康观念，培养健康的生活方式和良好的行为习惯，以促进健康，预防疾病，不断增进健康水平。

第二节　护士的基本素质及其行为规范

护理学科的发展，关键在于护理人才，人才的培养，重在素质。护士素质高低决定着护士对待护理工作的根本态度，直接影响护理工作的质量和效果。护士要适应整体护理，要体现护理服务的艺术与科学，保证高质量的护理，必须要有较高的素质。

一、素质的概念

素质是心理学的专门术语，指人的一种较稳定的心理特征。它是人在先天基础上，受后天环境、教育的影响，通过个体自身的认识和社会实践，形成的比较稳定的基本品质。素质包括先天和后天两方面。前者是生物的一面，即先天形成的感觉器官和神经系统等，特别是大脑结构和功能上的一系列特点；后者是社会的一面，是人素质的主要方面，指人通过后天的教育学习、实践锻炼和自我修养而获得的知识技能、行为习惯、文化涵养与品质特点的结合。

护士素质是在一般素质基础上，结合护理专业特征，对护理工作者提出的特殊的素质要求。它不仅体现在仪表、风度、言谈举止等外在形象上，更体现在护士的道德品质、业务能力等内在的素养上。南丁格尔曾经说过“人是各种各样的，由于社会、职业、地位、民族、信仰、生活习惯与文化程度的不同，所患的疾病与病情也有差异，要使千差万别的人都能达到治疗康复所需要的最佳状态，这本身就是一项最精细的艺术。”所以，护士应培养自身特殊的职业素质，既能顺应社会和护理工作需要，又能充分实现个人的人生价值。

二、护士素质的基本内容

护士素质包括思想道德素质、科学文化素质、专业素质和身体心理素质，具备良好的护士素质是护士从事护理工作的基本条件。

（一）思想道德素质

护士的思想道德素质是基础，没有正确的道德观，就不可能有正确的事业观。思想道德素质包括思想态度、思想品德和道德情操三方面。

1. 思想态度　热爱祖国，热爱人民，热爱护理事业，勇于创新进取，具有为人类健康服务的奉献精神，能够面对现实，展望未来，追求崇高的理想。在护理活动中努力提高自身的素质，为促进护理学科的发展，提高护理质量作贡献。

2. 思想品德　护士应具有高尚的道德品质，较高的慎独修养，追求人类的健康幸福，全心全意为人民服务。护士要实现自己的人生理想，必须以积极的人生态度，崇尚真、善、美，摒弃假、丑、恶，正确认识护理工作的价值和意义，热爱护理专业。同时，护士应有吃苦耐劳的精神和严肃认真的态度，能克服个人困难，必要时放弃个人利益。

3. 道德情操　护理工作维系着人们的生命健康与千家万户的幸福。因此，现代护士理想的道德情操应是：①自尊、自强、自制和自爱；②刻苦钻研业务，勤奋学习；③有高度的社会责任感和爱护生命的淳朴情怀；④能正视自己在能力、品质和行为方面的优缺点，力求不断完善自我。护士应敬业、乐业，忠于职守，救死扶伤，廉洁奉公，实行社会主义人道主义。

（二）科学文化素质

为适应社会和护理学科发展的需要，护士必须具有牢固的自然科学、社会科学和人文科学等多学科知识。具有一定的外语水平，勇于钻研，了解现代科学发展的新理论、新技术。

（三）专业素质

1. 整体护理观念 护理的服务对象是具有自然属性和社会属性的人，人的生命质量的提高与健康密切相关，人的健康受多方面因素影响，比如生物因素、心理因素和社会因素等，这就要求护士在护理工作中应树立整体护理的观念，以现代护理观为指导，以人的健康为中心，根据人的生理、心理、社会等多方面的需要，提供适合个人的最佳护理。

2. 专业知识和实践技能 护士应具备合理的、科学的知识结构，如医学基础知识和系统完整的护理专业知识及技能。基础医学、临床医学基本理论是做好护理工作的基础；护理专业知识和技能是做好护理工作的关键。医学科学的发展要求护士应有敏锐的观察能力，较强的综合分析问题和解决问题的能力，具有评判性思维，能最大限度地满足患者的需要。

随着医学科学的发展和医学模式的转变，护士还必须注重接受继续教育。在工作中联系实际努力学习，掌握新业务、新技术，对护理工作中的疑难问题不断研究、探索，以促进护理学科的发展。

3. 人际交流的能力 有效的人际交流是建立良好护患关系的基础。护士应掌握人际交流的知识，运用人际交流的技巧，与患者建立良好的护患关系，满足患者恢复、维持健康的需求。

4. 管理、协调的能力 护理工作涉及面广，服务性强，护士必须树立整体观念，发扬团结协作的精神。护士之间、医护之间应互相尊重支持，主动配合，保证患者的医疗护理计划准确及时地实施。

（四）身体、心理素质

健康的身体和心理是护士工作的前提。

（1）护士应具有健美的身体，仪表文雅大方，举止端庄稳重，着装整洁美观，精力充沛，朝气蓬勃。

（2）护士应有健康的心理，乐观、开朗、稳定的情绪，宽容豁达的胸怀和较强的自控能力。这样才能胜任护理工作，顺利完成各项护理任务。

护理工作是高尚而平凡的。护士应端正从业动机，把事业需要和社会需要放在首位，使自己所从事的工作具有稳定性、专一性和持久性。

三、护士素质的形成与提高

现代医学模式的转变和健康观念的改变对护理产生着重要影响。近年来，高新技术在医学领域的运用促进了护理专业技术水平的迅速提高。家庭护理、临终关怀、老年护理和日间病房等多样化的社区护理服务在不断发展。为适应现代护理工作的要求，护士需要不断提高自身素质。

（一）推广素质教育对护士素质的形成起重要作用

素质既有先天禀赋，又需要在后天教育和影响下形成和发展。根据21世纪的社会需求，护理教育应着眼于提高学生的全面素质，融传授知识、培养能力和提高素质为一体，共同构筑护士素质教育的基本框架。

（二）护士素质教育应贯穿于护理教育的各门课程中

在政治教育、思想教育和专业教育中均应重视护士素质的培养。当前影响护理人员工作质量和效率的首要因素是护士的敬业精神和职业道德，因此，坚持将德育教育摆在首位，开展多种形式的德育教育，将护士素质教育贯穿于护理教育的各门课程中。提高学生的思想素质，是护士素质教育的当务之急。

（三）护士素质的提高在于强化自我修养、自我完善

护理是健康所系、性命相托的事业，合格护士应将培养和提高自身素质作为执著追求的人生目标之一。每个护士都需要明确护士素质的基本内容、目标和要求，并在实践中积极学习，不断提高和完善，努力使自己成为一名高素质的护士。

四、护士的行为规范

护士作为医院的重要群体，其行为规范，直接关系到护理队伍、甚至于医院的形象，关系到医院的医疗护理质量。护士的行为规范不等同于一般的社交行为规范，有其职业的特殊性。护士的言谈举止，会对患者的身心健康产生影响，因此其规范服务至关重要。

（一）护士的语言行为

语言是人与人之间进行感情和信息交流的工具，它能迅速地、清楚地将信息传递给对方。语言受文化背景、教育水平、逻辑思维和情绪等多种因素影响，反映出个人的知识结构、心理修养、行为规范、道德水准和职业素质。在护理实践中，语言交流广泛存在于护患之间、医护之间、护护之间等。其中护患的有效沟通主要是建立在护士对患者真诚相助的态度和彼此理解的语言上。护士应估计患者受教育的程度及理解能力，选择合适的语言表达方式。

1. 护理用语的基本要求 护士在护理工作中应针对不同对象、场合和时间使用相适应的语言，把握语气、音调和感情色彩，表现自身职业素养。

（1）语言的规范性　语言内容严谨、高尚，符合伦理道德的原则。为了使患者能够准确无误地理解护士的语言，保证护患交谈的顺利进行，护士说话一定要做到言简意赅、科学规范。语词清晰、温和，措辞适中，交代护理意图简洁、通俗、易懂。

（2）语言的礼貌性　护士说话文明礼貌，态度亲切热情，能体现出对患者的尊重和理解，患者也会感到温暖与安慰。相反，护士如果态度冷淡，甚至恶语伤人，会损伤患者的自尊心，损害患者的利益，影响护患关系的建立。

（3）语言的情感性　语言是建立情感交流的“桥梁”，在护理实践中将对护理对象的爱心、同情心和真诚的态度融化在语言中，有利于建立和维持良好的护患关系。其中真诚的态度是护士与患者交流的基础。日常工作中，患者希望得到医务人员的尊重，因此，护士在与患者交谈中，应做到真挚、热情、稳重。

（4）语言的保密性　在治疗护理中，出于尊重知情权的需要，护士要实事求是地向护理对象解释病情和治疗情况。面对护理对象的情况差异较大、有的比较敏感，护士应根据不同的对象不同对待，有的可直言，有的必须委婉、含蓄。对危重患者应尽量给予人文关怀，减少精神压力。此外，护士必须尊重护理对象的隐私权，凡是涉及到隐私的如生理缺陷、性病、精神病等要保密，对护理对象不愿讲述的内容不能过分追问。

2. 护理工作中的日常用语

（1）介绍用语　如“您好，我是……，是您的责任护士，如果您有事请找我。”、“请允许我为您介绍”。

（2）招呼用语　如“您好”、“请”、“请稍候”“劳驾”、“打搅了”、“谢谢”等，对患者的称谓要有分寸、有区别，可视职业、年龄、性别而选择不同的称呼，如“老师”、“老大爷”、“小朋友”、“小姐”等，让人感觉到亲切、温暖、无拘束。不可用床号代替称呼。

（3）安慰用语　用温和的声音，使用安慰用语，表示真诚的关怀，使患者感觉亲切，获得依靠感，产生信赖感。

（4）征询用语　一般在患者需要帮助或取得其同意时使用，如“您需要我帮忙吗?”、“我能看一下注射部位吗?”等，主动征询，及时给予帮助，会使患者感受到家庭般的温暖。

（5）电话用语　接听电话时应先自我介绍，如“您好！这里是十病室，请讲……”。给对方打电话时应做到有称呼，如“您好！请问是……”。

（6）迎送用语　新患者入院，护士应主动热情接待，表示尊重和欢迎，使患者感受到真诚的关怀，主动接过患者携带的物品，礼貌地询问患者的姓名，安置合适的床位，并护送到床边，详细地向患者介绍相关事宜。患者出院时，护士应送到病房门口，用送别的语言与患者告别，如“请注意休息”、“请按时服药”、“请多保重”、“请定期复查”、“请走好”等。让患者感觉亲切、温暖，以增强其战胜疾病的信心，促进其早日恢复心身健康。

3. 护理操作中的解释用语　在临床护理实践中，护士进行任何护理技术操作都应清楚地、准确地向患者解释，以便尊重患者的权利，及时告知将为他们进行的是什么护理操作，为什么要采取该项操作并进行相关方面的指导，同时鼓励患者提问题。有效的解释对于取得患者的合作具有十分重要的意义。

护理操作解释用语可分三部分：操作前解释、操作中指导和操作后嘱咐。

（1）操作前解释　①交代本项操作的目的。②简述操作方法及操作过程中患者将会产生的感觉。③了解患者对该项操作的态度及愿望，明确告知操作过程中可能产生的不适，必要时承诺，采用熟练的护理技术，尽可能减轻或避免这种不适。④交代患者应做的准备工作。

（2）操作中指导　①操作过程中具体的指导患者如何配合。②应用鼓励性语言，使患者增强信心；应用安慰性语言，减轻或消除患者的紧张和不安。

（3）操作后嘱咐　①及时询问患者的感觉，了解操作的效果。②交代操作后的注意事项。③感谢患者的合作。

（二）护士的非语言行为

非语言的行为是指不以语言为载体进行的信息传递，它是以人的面部表情、身体姿势、语气、语调、手势、眼神的流露和空间位置为载体来进行的信息传递，是一种伴随语言。非语言交流是人际交流的重要方式之一。

1. 面部表情　面部表情包括眉、眼、嘴及颜面肌肉的运动。面部表情是人类情绪、情感的生理性表露，一般是不随意的，但是又可受自我意识的调控。它能够表达出喜、怒、哀、乐、惊、惧等多种基本情绪。因此，面部表情在情绪表达和人际交流中起着主导作用。构成表情的主要因素是眼神和笑容。

（1）眼神　眼睛被称为“心灵的窗户”。目光，我们通常也说是眼神，其传情达意的作用是其他任何交流形式所不可取代的。它不仅可以表达情感，还可以显示个人特征，甚至还能影响他人的行为。信任、感激、怀疑、恐惧、忧伤等等情绪完全可以借助眼神为人所了解，所以眼神是非语言交流中的主要信息通道。

（2）笑容　笑容是人含笑的面容或表情。微笑是美的象征，是爱心的体现，也是护理工作岗位上的一种常规的表情。护士的职业微笑展现出对患者的真诚、亲切、关心、同情和理解。微笑的服务可以为患者创造出和谐、轻松、愉快、安全和可信赖的氛围。

标准的微笑：面含笑意，但笑容不甚显著。一般情况下微笑时，不闻其声，笑不露齿。先放松面部肌肉，然后嘴角微微向上翘起，让嘴唇略呈弧形，在不牵动鼻子、不发出笑声、不露出牙齿尤其不露出牙龈的前提下，轻轻一笑。微笑是发自内心的、真诚的和自然真切的。

2. 倾听　听是交流的一半，善于倾听的人永远是善于交流、深得人心的人。善于倾听的人能及时发现他人的长处，倾听本身也是一种鼓励方式，能提高对方的自信心和自尊心，加深彼此的感情。也能激发对方的工作热情和负责精神。倾听同时也是获得信息的主要方式。

3. 人际距离　人际距离指的是交往中人和人之间的间隔，是一种人际交流的手段。“人际距离”有表情达意的功能，人际距离的远近能表达一些重要信息，人们总是喜欢有意无意地调整人际距离以表示彼此之间的亲疏程度。美国心理学家把人际距离划分为四种。①亲密距离（0～0.5m），这种距离一般在两人恋爱、角斗、互相抚慰或一方保护另一方的时候用；②个人距离（0.5～1.25m），亲密朋友在0.5～0.8m，普通朋友在0.8～1.25m。这种距离很少有身体接触，它能体现既友好又亲密的气氛，又能让人感到这种友好是有分寸的；③社会距离（1.25～3m），这种距离交往彼此的关系不再是私人性质的，而是一种公开性质的，一般表达的是公事公办的态度；④公共距离（3.5～7.5m），这一般是公共场所陌生人之间进行的非正式交往。

4. 触摸 人体接触抚摩是非语言沟通的特殊形式，如握手、抚摩、拥抱、搀扶、腹部检查等等。触摸所传递的信息是其他的沟通方式所不能取代的。

当医护人员在为患者体检时的触摸，是一种医学专业性的人体接触，是职业需要，也代表一种关怀。在护理活动中，触摸是一种重要的工具，如待产的患者诉说腹痛，护理人员轻轻触摸待产者的腹部以观察子宫收缩的强度、持续时间以及间歇时间，是一种职业的接触，也传递了护理人员对患者关心、理解、体贴和安慰。

5. 沉默的运用 沉默是留一些时间让交流的对方自由地表达思想与意见，并提供对方述说最关心的事与物的机会。恰当地运用沉默会有意想不到的效果，能给自己以观察交流对方非语言行为的机会。沉默本身也起了提示作用，希望交流对方主动提出问题加以讨论。恰当地利用沉默，可以促进交流。短暂的沉默，不仅让交流的对方重新整理自己的思路，也可以引导其进行新的思考。沉默虽然是交流的一种技巧，但一味的沉默将导致交流的对方失去兴趣，影响交流效果。

（三）护士的仪表与举止

1. 护士的仪容仪表 仪容即人的容貌，是自我形象中的重点，是个人礼仪的重要组成部分。护士良好的仪容是职业素养的基本要求，它既体现护士尊重患者、自尊自重的品德，又体现护士良好的敬业精神，还显示一个团体良好的组织形象。仪容美包括仪容的自然美、修饰美和内在美。

仪容修饰的基本原则是整洁、美观、卫生、得体。护士要做到头发无异味、无异物，要勤洗发、勤整理发型；保持鼻腔清洁，不在患者面前挖鼻孔、擤鼻涕；做到牙齿清洁，口腔无异味，在上班或应酬前忌食气味刺鼻的东西，如葱、蒜、烟、酒等；避免发出异响，如呵欠、喷嚏、咳嗽、打嗝等；要及时修剪指甲，长度以不超过手指指尖为宜，不得涂彩色指甲油。

护士的仪表要端庄、大方。护士工作时衣着整洁、适体，衣裙长短和松紧适度，以方便工作为原则。

（1）化妆 在生活工作中恰如其分的化妆可提升个人形象，还能展示良好的精神风貌，体现对自身职业的尊重。化妆是一门综合的艺术，讲究一定的原则：①自然协调：化妆分浓妆和淡妆，除特定场合和舞台表演需要外，一般工作和生活都应化淡妆。工作和生活的化妆，要淡雅自然，注意整体效果，与自己的年龄、职业、服饰以及所处的场合相协调。②扬长避短：化妆的目的是美化自己，取得赏心悦目的效果。因此，化妆要扬长避短，强化个人的长处，淡化和掩盖不足。③尊重他人：在公众场合不能当众化妆，否则即不尊重自己也有碍于他人。不要议论他人的化妆以及不要借用他人的化妆品。

（2）护士的服饰　服饰是文明社会的产物，它是人们穿着的服装和佩戴的饰品的组合，是仪表的重要组成部分。在人际交往中，服饰是主要的视觉对象之一。服饰在很大程度上反映了一个人的身份、职业、爱好和社会地位，甚至反映了一个人的文化素养、个性和审美品味。护士着装要求：

①护士服　护士服是护理职业群体的外在表现形式，反映了护士的外在形象和内在气质，更是护士群体精神面貌和组织形象的直接反映。护士服是护士工作的专用服装，是区别于其他医疗服务人员的重要标志，它代表着护士的形象，是白衣天使的象征。护士服大多是连衣裙式，色彩以白色居多。

a. 护士上班着装　护士服为护士的职业装，上班时着护士服是护理工作的基本要求，非上班场合不宜穿护士服，以示严谨。护士身着醒目的护士服，一方面是护理工作的需要，另一方面也易使护士产生职业责任感和自豪感。

b. 应佩戴工作牌　护士身着护士服时应同时佩戴标明其姓名、职称、职务的工作牌。这一方面可促使护士更积极、主动地为患者服务，认真约束自己的言行，另一方面也便于患者辨认、询问和监督。所以，每一位护士都应自觉把工作牌端正地佩戴在左胸上方，避免反面佩戴。当工作牌损坏或模糊不清时应及时更换。

c. 应整齐清洁　护士服应经常换洗，保持平整，忌脏、皱、破、乱等。护士服的清洁和整齐体现护士严谨的工作作风和严肃的工作态度，显示护士职业的特殊品质。

d. 应力求简约端庄　护士服的样式应以简洁、美观、穿着得体和操作活动自如为原则。护士服的大小、长短、型号应适宜，腰带平整，松紧适度，衣扣扣齐。同时注意与其他服饰的搭配与协调，如护士服内不宜穿过于臃肿、宽大的衣服，包括大衣、羽绒服和棉衣等，内衣的领边、袖边和裙边不宜外露于护士服外。护士服应有冬、夏装之分，当季节更迭时，应及时更换，不宜冬装夏用或夏装冬用。

②护士帽　现代的护士帽有两种，即燕帽和圆帽。燕帽是护士职业的象征。戴燕帽时，如果护士是短发，要求前不遮眉、后不搭肩、侧不掩耳；如果护士是长发，应梳理整齐盘于脑后，发饰素雅端庄。燕帽应平整无折并能挺立，应距离发际4～5cm，戴正戴稳，高低适中，用白色发卡固定于燕帽后，发卡不得显露于帽的正面。戴圆帽时，头发应全部遮在帽子里面，前后左右都不外露头发，边缝应置于脑后，边缘整齐。

③口罩　根据护士脸型大小及工作场景选择合适口罩。戴口罩应端正，系带系于两耳，松紧适度，遮住口鼻，注意不可露出鼻孔。纱布制口罩应及时换洗消毒，保持口罩清洁美观。一次性口罩应及时处理，不应反复使用。护士不应戴有污渍或被污染的口罩，不宜将口罩挂于胸前或装入不洁的口袋中。护士应先洗手，后戴取口罩。

④护士鞋和袜　护士鞋要求样式简洁，以平跟或浅坡跟、软底为宜，颜色以白色或乳白色为佳。护士鞋要注意防滑、舒适、干净，与整体装束协调，不宜穿高跟鞋或走路时有声响的鞋。护士袜应以肉色或浅色为佳，袜口不宜露在裙摆或裤脚的外面。在炎热的夏季护士应穿着丝袜，不可光脚穿鞋，使腿部皮肤裸露，丝袜破损应及时更换。

总之，护士在工作中，应尽量以美好的服饰礼仪展现护士的外在美，以良好的服务体现护士的内在美，使患者得到美的熏陶，给患者以鼓舞和力量，以利于患者积极配合，顺利康复。

2. 护士的行为举止 举止，指人的动作，是人们的动作姿态和动作姿态所表现出来的人的内在素养。护士在工作中，其一举一动、一颦一笑都可以带给患者一定的信息，因此，每一位护士都应保持规范而优雅的行为举止。护士在工作中其行为举止应做到：尊重患者，维护患者的权利；尊重自我，掌握好分寸；尊重风俗，与具体情况相适应。

护士的动作姿态应舒展大方、活泼、健康有朝气。护士的基本姿态包括站姿、行姿、坐姿等。

（1）站姿 站姿又称立姿、站相，所展现的是站立时的具体姿态。站姿是其他姿态的基础，也是一种静态的姿势。良好的站姿能衬托出优雅的气质和风度，是培养仪态美的起点。

站立时，头部抬起，面部朝向正前方，脖颈挺直，双目平视，下颌微向内收。双肩放松，微向后张，自然呼吸。挺胸、收腹、腰部直立，将臀部向内向上收紧，髋部上提，上身自然挺拔。两臂自然下垂，处于身体两侧，虎口向前，手指自然弯曲，中指对准裤缝。女性护士可将双手相握或叠放于腹前，男性护士还可将双手相握于身后。两脚的位置可呈：①“V”形。双脚跟部并拢，两脚尖张开45°～60°，使身体重心穿过脊柱，落在两腿正中。②丁字式。即一脚的后跟接触在另一只脚的中间，前脚轻轻着地，重心在后腿上，像字母“T”。③平行式。站立时，双脚平行。女士双脚应靠拢，脚尖向前平行；男士两脚分开，与肩宽相当。

（2）坐姿 坐姿是人就坐至坐定后身体所表现的姿势。通过坐姿可展现护士个人良好的气质，我国古人用“坐如钟”来形容良好的坐姿。

①就坐 就坐又叫入座、落座，就是走向座位到坐下这个过程，它是坐姿的重要组成部分。只要条件允许，都应“左进左出”，即从座椅的左侧一方就座，离开时也从左侧离开。护士就坐时应轻、缓和稳，先侧身从座椅左侧走进，背对座椅站立，以右脚后移半步，待右腿接触座位边缘后，再轻轻坐下。女性在穿着裙装入座时，应先用双手从上往下拢平裙摆，再坐下，以防坐出皱纹或因裙子被打折而使腿部裸露过多。

②坐定的姿势 要求腿直，身正，文雅。具体而言，有女士坐姿和男士坐姿之分。女士坐定后人体重心垂直向下，腰部挺直，双肩平正，上身正直。臀部不应坐满座位，大体占据椅面的1/2至2/3的位置。入座后双脚并齐，双膝靠拢或微微分开，可视情况向一侧倾斜；两臂自然弯曲，两手心向下，双手交叉，叠放于大腿上、椅子扶手上或桌面上。坐定后的姿势应端庄优美，自然舒展。男士坐姿：双眼平视，上身正直上挺，双肩正平，两腿可略分开，但不宜超过肩宽，小腿垂直落于地面，两手放在两腿接近膝盖的部位或扶手上。

（3）行姿 行姿又叫走姿或行进姿势，是人们在行走时所表现的具体姿势。它是站姿的延续，即在站姿的基础上展示人体动态的姿势。良好的行姿应该是“行如风”，即轻盈、敏捷的。其基本要点是从容、平稳、直线和均匀。正确的行姿应是两眼平视，面带微笑，步履自然轻盈，抬头、挺胸收腹、肩放松，有节奏。行进时目标要明确，脊背和腰部伸展放松。注意行走时移动的中心在腰部，而不是脚部。膝盖和脚踝应轻松自如，脚尖正对前方，脚跟先着地，通过后腿将身体的重心移送至前脚，促使身体前移。在行进的过程中，双肩保持平稳，避免摇晃，两手臂自然、有节奏地摆动，摆动的幅度以30°左右最好。行走有节奏感，避免在短时间内速度时快时慢。

（4）护理工作场景中的行为要求　在护理工作中，护士经常需手持治疗盘、推治疗车等用于特定的护理操作。在操作中，护士要做到稳妥和自然。

①手持治疗盘　身体站直，挺胸收腹，双眼平视前方，双肩放松，上臂下垂，肘关节呈90°，拇指扶住治疗盘中间的两侧，手掌和其余四指托住治疗盘的底部，与手臂一起用力。

②推车行进　按照行姿的要求行走。抬头、面向前方，双眼平视，保持上体正直，挺胸收腹，腰部挺直避免弯曲，身体形成一条直线。双肩应保持平稳，两手扶住治疗车的两侧推车行走。

③手持病历本　一手持病历本，轻放在同侧胸前，稍外展，另一手自然下垂或者轻托病历本的下方。

④下蹲　下蹲是由站立的姿势转变为双腿弯曲，身体高度下降的姿势。它是在某些特殊情形下采取的暂时性姿势，时间不宜过长，以免引起不适，如整理工作环境、给予患者帮助和捡拾地面物品时使用。常见的下蹲姿势：下蹲时左脚在前，右脚稍后，双脚平行。左脚应完全着地，小腿基本与地面垂直；右脚则脚掌着地，脚跟提起。右膝内侧紧靠于左小腿的内侧，形成左膝高右膝低的姿势。女性应靠紧双腿，男性则可适度分开两腿。臀部向下，基本上右腿支撑身体。

注意事项：①不要突然下蹲；②不要距人过近下蹲；③下蹲时最好与其他人侧身相向；④注意遮掩自己身体；⑤不要随意滥用下蹲。

思考题

1. 我国医院的基本性质是什么？
2. 素质的概念是什么？护士应具备怎样的素质？
3. 护士应遵循的行为规范有哪些？
4. 护士正确的站姿和坐姿有哪些要求？

（谭小燕）

第三章 护理理论

学习目标

1. 掌握奥瑞姆自理模式的护理系统结构及应用；罗伊适应模式的三种刺激及应用；纽曼健康系统模式的三级预防及应用；佩普劳人际关系模式的护患关系发展阶段及应用。

2. 熟悉罗伊适应模式、纽曼健康系统模式与护理实践之间的关系及四种模式对护理基本概念的论述。

3. 了解佩普劳模式中护士扮演的角色功能。

理论是系统而全面地对特定领域内某种现象的看法，其具有描述、解释、预计和控制这些现象的作用。自20世纪50年代以来，护理理论家们在借鉴其他学科的一些理论的基础上，通过不断探究、尝试，相继形成了护理学的理论或模式。这些理论或模式对护理专业体系的构建和发展做出了积极贡献。护理理论是在护理实践中产生并经过护理实践验证的理性认识体系，是对护理现象和活动的本质与规律的总结。学习护理理论能提高护理人员对护理专业的相关概念、知识体系的认知水平，拓展护理人员的思维空间，培养护理人员发现问题及解决问题的能力，促进护理人员形成专业科研思想；并能用护理理论准确、全面地解释护理现象及其之间的关系，指导护理实践，预测护理活动的结果。

常用的护理理论有奥瑞姆的自理模式、罗伊的适应模式、纽曼的健康系统模式及佩普劳人际关系模式等。

第一节　奥瑞姆的自理模式

奥瑞姆（Dorothea. E. Orem）是美国著名的护理理论学家之一。1914 年出生于美国的马里兰州。1932 年在华盛顿 Providence 医院护士学校学习并获得护理大专学位；1939 年和 1945 年又分别获得了美国天主教大学的护理学学士及护理教育硕士学位。1976 年获得了乔治城大学的荣誉博士学位。曾承担过临床护士、护士长、护理部主任、护理教育者、护理研究者等职。1957 年受聘于国家卫生教育福利部教育司，主管临床护士的培训工作。1959 年发表了有关护理是为社会提供自理照顾的职业的文章。1971 年奥瑞姆出版了《护理：实践的概念》一书，首次提出了自理模式，而较完善的护理理论则是在 1991 年与同事共同提出。

奥瑞姆自理模式理论的目的在于确认“什么是自理”，“自理需求认识”以及“在什么情况下需要提供护理及如何通过护理重建自理能力”。

一、奥瑞姆自理模式的基本内容

自理是个体为维持自身的结构完整和功能正常，维持生长发育的需要，所采取的一系列受意识支配的连续的活动，主要是通过后天学习、培养而习得的能力。

奥瑞姆自理模式包括三个结构：自理结构（the theory of self－care）、自理缺陷结构及护理系统结构（图 3－1）。

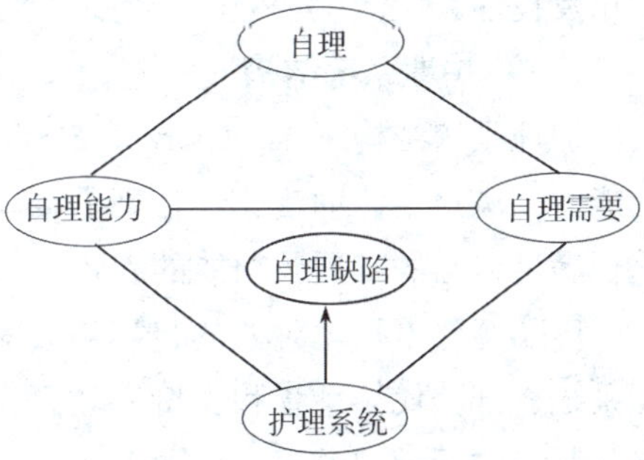

图 3－1　奥瑞姆自理理论模式

（一）自理结构

奥瑞姆认为，人是具有自理能力的自理体，每个个体都有自理的需要，这些需要因个人的健康状况及生长发育阶段的不同而不同。自理能力是指人进行自理活动或自我照顾的能力。在特定时期内，个体为满足自理的需要而采取的所有活动，被统称为人的自理总需要，包括一般性的、成长发展性的和健康欠佳时的自理需要。

1. 一般性自理需要（universal self－care requisites）　也称日常生活需要，是人类生存和繁衍的共同需要，是个体为保证生命过程、维持人体结构和功能完整而进行的一系列活动。包括六个方面：①摄入足够的空气、食物、水；②维持良好的排泄；③维持休息与活动的平衡；④满足社会交往的需要；⑤避免有害因素对身体的刺激；⑥促进人的整体功能与发展的需要。

2. 发展性自理需要（developmental self－care requisites）　是在生命发展过程中各阶段特定的自理需要或某种特殊情况下出现的新需求。如新生儿期、青春期、妊娠期、更年期的自理需要；丧失亲人后的心理调适；乔迁后对环境的适应等。

3. 健康欠佳时的自理需要（health deviation self－care requisites）　指个体患病、受伤或在诊断治疗过程中产生的需要，包括寻求恰当的健康服务，了解自己的病情及预后，合理支配诊疗及护理方案，学习相应的技能，接受自己伤残的现实并重新树立自我形象、自我概念等需要。

（二）自理缺陷结构

自理缺陷结构（the theory of self－care deficit）是奥瑞姆自理模式的核心，奥瑞姆认为，在某一特定时间内，个体有特定的自理能力及自理需要，当个体的自理需要超过了自理能力时就出现了自理缺陷。即当个体不能或不完全能连续有效地进行自理时，就需要护理照顾和帮助。

如肺心病患者由于末梢支气管的狭窄、阻塞及肺小动脉的病理改变，导致肺泡内残气量增多，有效呼吸面积减少，处于长期缺氧及二氧化碳潴留状态，使患者的一般性自理需要得不到满足；由于缺氧及二氧化碳潴留，患者需要吸入氧量及排出二氧化碳量同时增加，即通过深吸慢呼达到缓解病情改善肺功能作用，缩唇呼吸有此功效，因而，患者出现了特殊情况下的新需求——缩唇呼吸；由于肺心病的病理基础为“咳、痰、喘、炎”，因而患者应学会有效咳嗽、合理用药、减少诱发因素、增强抗病能力等知识及技能，即产生了健康欠佳时的自理需要。

（三）护理系统结构

护理系统结构（the theory of nursing system）指如何调整和激发个体进行自我护理的能力，满足个体的治疗性自理需要。治疗性自理需要是个人通过正确而有效的信息途径满足自己的发展及功能的需要。

奥瑞姆根据护理对象的自理需要和自理能力不同，提出了三种护理系统，即全代偿系统、部分代偿系统和支持－教育系统。各护理系统的适用范围及护士和护理对象在各系统中所承担的职责见图3－2。

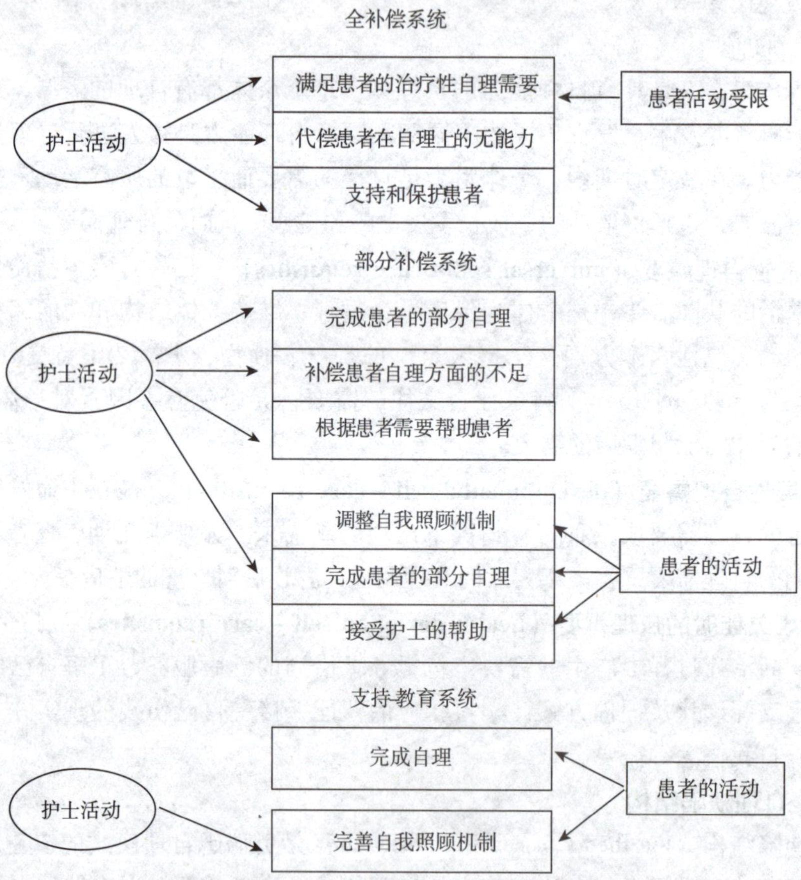

图3－2 奥瑞姆护理系统理论结构示意

1. 全补偿系统（wholly compensatory system） 护理对象没有能力进行自理，包括：①神志、体力方面完全不能满足自理的个体，如全麻后未苏醒的患者、昏迷患者；②神志清楚，知道自己的需要，但体力上无法满足自理的患者，如重症肌无力、极度衰竭的患者；③精神障碍，无法正确判断和决定自己的自理需要的患者，如智障者、精神残疾的患者。

2. 部分补偿系统（partly compensatory system） 适用于能完成部分自理活动，但某些方面缺乏自理能力的患者。根据程度不同，部分补偿系统分为以护理对象完成自理需要为主及以护士辅助完成自理需要为主的两种情况，其适用于术后需要协助入厕、帮助更换敷料等护理对象。

3. 支持－教育系统（supportive－educative system） 护理对象通过护士从心理上的支持、技术上的指导、教育及提供促进发展的环境，学习自理的方法，以满足自理的需要，如糖尿病患者学习胰岛素的自我注射法等。

二、奥瑞姆对护理四个基本概念的论述

1. 人 奥瑞姆认为人是由身体、心理、社会等方面构成的整体，有审视自己及环境，表达自己的体验，进行思维和与人交流的能力；人同时具有通过后天学习习得自理的能力。

2. 健康 奥瑞姆认同世界卫生组织对健康的界定，认为良好的生理、心理、人际关系和社会适应是人体健康不可缺少的组成部分；健康与疾病处于一种动态过程；健康是一种最大限度的自理。

3. 环境 奥瑞姆认为“环境是存在人的周围并影响人的自理能力的所有因素”。个体与个体之间是一种共处的关系，个体应对自己以及依赖者的健康负责，接受他人的帮助及帮助他人。

4. 护理 护理是克服和预防自理缺陷发生、发展的活动，是帮助人获得自理能力的过程。护理活动应根据护理对象的自理需要和自理能力缺陷程度而定，随着个体自理能力的增强，对护理的需要逐渐减少甚至消失。

三、奥瑞姆自理模式与护理实践之间的关系

奥瑞姆的自理模式被广泛应用于护理实践中，她将自理模式理论与护理程序有机地结合，认为护理程序分为以下三个步骤。

1. 护理诊断及护理措施的评估 通过收集资料，发现护理对象存在的自理缺陷及导致自理缺陷的原因，评估护理对象的自理能力和自理需要，从而确定采取的护理措施，以满足护理对象的自理需要。在此阶段，奥瑞姆强调评估护理对象及家属的自理能力，以便调动他们的主观能动性，促使他们积极参与护理活动，让护理对象尽早能够自理。

2. 设计及计划护理方案 根据护理对象的自理需要和自理能力，从全补偿系统、部分补偿系统及辅助教育系统中筛选出最适合护理对象的系统，结合护理对象治疗性自理需要的内容设计、制定最佳的护理方案。

3. 调整及评价 此阶段要求护士根据预定方案对护理对象实施护理，评价护理结果，并根据结果及护理对象的实际情况调整护理方案，以协调和帮助护理对象恢复和提高自理能力。

病案举例

男，60 岁，胸痛 2 小时，诊断为急性心肌梗死，立即行溶栓及其他治疗。心电监护显示：心电图抬高的 ST 段于 2 小时内回降 57%；患者胸痛于 2 小时内基本消失；继续抗血小板、抗凝治疗及应用硝酸酯类药物、β 受体阻断剂及血管紧张素转换酶抑制剂、钙通道阻断剂等治疗。患病前第 1~2 天绝对卧床休息；第 3~5 天床上活动；第 6~8 天床边活动；第 9 天室内活动。第 10 天医嘱出院。请用奥瑞姆护理系统结构描述此个案的护理。

根据患者存在的护理问题、相关因素及危险因素，运用奥瑞姆自理模式分别为其提供完全补偿性护理、部分代偿护理及辅助支持教育。

1. 完全补偿性护理 患者在第 1~2 天绝对卧床，一切日常生活由护理人员帮助进行，即给予完全补偿性护理。此阶段，应注意保持环境安静，谢绝探视；解除患者的焦虑情绪，防止不良刺激；给予吸氧；避免不必要的翻动，可平移及安置左、右侧卧位；进食低盐、低脂流质饮食；保持二便通畅；给予心电监护，严密观察心律、心率、血压和心功能的变化，监测心肌酶谱变化情况，观察皮肤、黏膜、二便、颅内及呼吸道有无出血情况，为适时做出治疗、避免猝死提供客观资料。

2. 部分补偿性护理 患者自第 3 天始可以根据情况，在医护人员指导下早期活动。如第 3 天活动上半身，深呼吸，5 分钟/次，2 次/日，床边坐便桶；第 4 天床上静坐，5 分钟/次，2 次/日；第 5 天床上坐位洗漱，吃饭，床边静坐，10 分钟/次，2 次/日第 6 天就餐时坐椅子 30 分钟；第 7 天床边站立；第 8 天床边走动，步行 30 米，2 次/日；第 9 天室内步行，每次 15 分钟；此阶段，护患双方在满足自理需要方面都起主要作用，除康复活动外，还包括监测生命体征、严密观察用药副作用及合理膳食、保持大便通畅等。

3. 辅助－支持教育 包括入院健康教育、使用溶栓剂的注意事项、出院时的健康教育等。

第二节 罗伊的适应模式

罗伊（Sister Callista Roy）是美国护理理论家。1939 年 10 月 14 日生于美国的洛杉矶。1963 年毕业于洛杉矶的圣玛丽学院，取得了护理学学士学位。1966 年取得了加利福尼亚大学的护理学硕士学位，并分别于 1973 年及 1977 年获得加利福尼亚大学的社会学硕士学位及博士学位。罗伊的主要工作经历包括儿科护士、圣玛丽学院护理系主任、医院的护理部主任等，主要理论专著有《护理学简介：适应模式》、《护理理论架构：适应模式》及《罗伊的适应模式》等。

适应模式形成于 1964 年至 1966 年，并在以后许多年不断得以完善和发展。适应模式主要应用于指导课程设置及临床护理实践。

一、罗伊适应模式的基本内容

罗伊认为，人作为一个系统，始终处于内部和外部的各种刺激中，需要不断从生理、认知方面进行调节，以适应内外环境的变化。由于每个人应对环境刺激的适应水平与人的适应能力有关，因此适应水平会因人而异；即使同一个人在不同时期其适应水平也是变化的。并且，人的适应水平有一个区域，当作用于机体的各种内外环境刺激的强度在个体的适应能力范围内时，个体能够做出正常的适应性反应。反之，当刺激过强，超过个体的适应水平，个体表现为无效反应。适应模式即是围绕人的适应行为，即人对内外环境刺激因素的适应情况进行描述的。模式的基本结构及内容见图3－3。

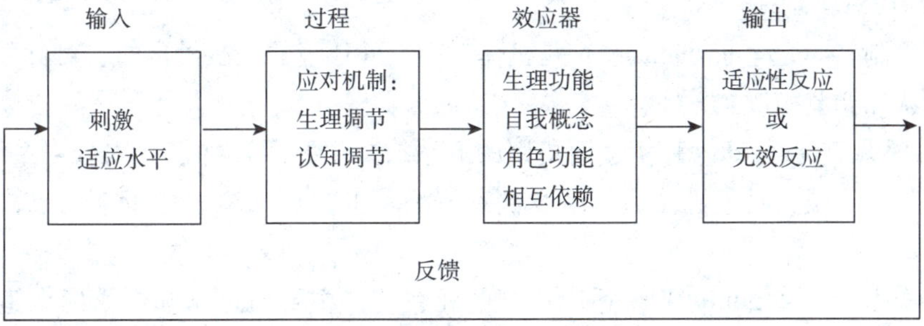

图3－3 罗伊适应模式

在模式中，刺激和人的适应水平构成适应系统的输入；用应对机制说明人作为一个适应系统的控制过程；应对机制的适应活动则通过效应器来体现；机体的行为是适应系统的输出，分为适应性反应和无效反应，前者可促进人的完整性，并使人得以生存、成长、繁衍、主宰及自我实现，后者无此作用。

（一）刺激

罗伊认为刺激（stimulus）是能够引起护理对象某种反应的内部或外部的任何事物，包括主要刺激、相关刺激和固有刺激三类。

1. 主要刺激（focal stimuli） 指需要机体立即做出适应反应的刺激。

2. 相关刺激（contextual stimuli） 指在当时对机体有影响或起到诱发性作用的刺激。这些刺激是可测量、观察到或能由护理对象诉说，如遗传因素、年龄、性别、药物、自我概念、角色等。

3. 固有刺激（residual stimuli） 指个体存在的一些不易被观察、测量的可能与当时情况有一定联系的刺激。如一个人的经验、态度、个性、嗜好等。

如心绞痛患者面临的主要刺激是心肌缺血缺氧；相关刺激是冠状动脉粥样硬化、情绪波动、活动量、痛阈、气候变化、家族有类似病例等；固有刺激如A型性格特征、吸烟、工作压力等。

（二）适应水平

适应水平（adaptation level）因人而异，适应能力与个人当时所处内外刺激有关。

人的适应水平在一定范围内波动，如果刺激未超过机体的适应限度，机体可能适应；否则，不能适应。如C型性格特征的个体，遇事逆来顺受，情愿闷闷不乐，也不与人相争，长期处于压抑状态，乃至不敢正视矛盾，抑郁寡欢，导致免疫功能下降，各种代谢功能发生障碍，容易诱发各种癌变；B型性格特征个体遇事比较淡定，提得起、放得下，有利于身心处于动态的健康水平。因而，B型性格特征的个体适应能力强，C型性格特征的个体，相对适应能力弱。另外，人的适应能力具有波动性，受到身体、心理、环境诸多因素的影响。如同样的刺激，在健康状态下不易引起个体惊吓，但在神经衰弱时则会引发惊吓；再者，无论任何个体，都具有适应限度。研究发现，能在无声室中逗留最长时间的纪录是45分钟，因为在漆黑的无声室内逗留太久，会感觉难以忍受，并开始出现幻觉。

（三）应对机制

应对机制（coping mechanisms）是机体对内、外环境的刺激做出的应对过程，由生理调节和认知调节构成。

1. 生理调节（regulate） 适应机制的亚系统，主要通过神经－内分泌系统调节。如气温下降出汗减少时，机体通过减少抗利尿激素的分泌，增多尿量来调节机体内部的水平衡。

2. 认知调节（cognator） 适应机制的亚系统，主要通过认知－情感渠道进行调节。如生病了患者到医院看医生，同时，保持乐观态度、得到家人关爱，在药物、生理、心理、情感的共同作用下，促进机体康复。

（四）效应器

效应器（effectors）指经过生理调节和认知调节后个体的适应活动。机体在运用应对机制后可以维持以下四个方面的适应。

1. 生理功能 应对刺激机体从生理层面做出的反应，其目的是保持生理功能的完整。生理功能方面的需要包括氧气、营养、排泄、活动与休息、保护、水电解质平衡、正常的神经及内分泌功能。

2. 自我概念 指一个人对自身存在的体验。体现在一个人通过经验、反省和他人的反馈，逐步加深对自身的了解。自我概念是一个有机的认知机构，由态度、情感、信仰和价值观等组成，贯穿整个经验和行动，并组织了个体表现出的各种特定习惯、能力、思想、观点等。自我概念由反映评价、社会比较和自我感觉三部分构成。如一个人孩提时代在宽松、自主的环境长大，工作能力较强，并时常得到领导肯定和同事认可，与周围人相处和谐，其自我概念极易处于积极状态。反之，其自我概念极易处于消极状态。

3. 角色功能 角色，亦称社会角色，它指个人在特定的社会环境中相应的社会身份和社会地位，并按照一定的社会期望，运用一定权力来履行相应社会职责的行为。角色功能起到保持人的社会功能完整的作用。

4. 相互依赖 是人际交往方面的能力，同样具有保持人的社会功能完整的作用。相互依赖是指个体与其重要关系人和各种支持系统间的相互依存关系，包括爱、尊重、彼此看重与在乎双方的付出和拥有，为奉献性行为及接受性行为两方面。

二、罗伊对护理四个基本概念的论述

罗伊对护理的四个基本概念分别进行了描述，尤其对人这个概念作了深入系统的研究和阐述。

1. 人　罗伊认为，人作为护理对象，可以是个体、家庭、群体、社区或社会。人是具有生物、心理、社会属性的有机整体，是能与周围环境进行物质、信息、能量交换的开放系统，并能通过应对机制，适应内外环境的变化，以保持人的完整性。因而，人又是一个适应系统。

2. 健康　罗伊认为，健康是人的功能处于对刺激的持续适应状态，是人的完整性的保证。适应是生命最卓越的特征，是健康的一种表象。人的完整性表现为有能力达到生存、成长、繁衍、主宰和自我实现。

3. 环境　罗伊认为，环境是“围绕并影响个人或群体发展与行为的所有情况、事件及因素”。

4. 护理　护理是帮助人控制或适应刺激，以达到良好的适应状态的科学。通过护理活动，控制各种刺激，使刺激处于人能够适应的范围内和（或）提高人对刺激的耐受性，从而促进人的适应性反应，最大限度地维护护理对象的健康。

三、罗伊适应模式与护理实践之间的关系

罗伊根据适应模式，将护理的工作方法分为六个步骤，即一级评估、二级评估、诊断、制定目标、干预和评价。

1. 一级评估　一级评估是指收集与生理功能、自我概念、角色功能和相互依赖四个方面有关的行为，又称行为评估。通过一级评估，护士可以确定护理服务对象的行为反应是否属于有效反应。

2. 二级评估　二级评估是对影响护理服务对象行为的三种刺激因素的评估，又称因素评估。通过二级评估可以帮助护士明确导致患者出现无效反应的原因。

3. 护理诊断　护理诊断是对护理服务对象适应状态的陈述或诊断。护士通过一级和二级评估，可以分析出服务对象出现的无效反应及原因，从而推断出护理问题或护理诊断。

4. 制定目标　目标是对服务对象经护理干预后应达到的行为结果的陈述。在制定目标时，护士应注意调动服务对象的主观能动性，尽可能与服务对象及其家属共同配合，尊重服务对象的选择，共同制定出可观察、可测量和能达成的目标。

5. 护理干预　干预是护理措施的制定和落实。罗伊认为，护理干预可通过消除或增强刺激、减弱或改变刺激的方式，使刺激处于个体能适应的范围；或通过干预使个体应对能力提高，适应范围增大，同样起到了使刺激处于适应范围内，促进机体适应的作用。

6. 评价　评价是将输出性行为与目标相比较，确定护理目标是否达成，然后根据

评价结果对计划进行修订和调整。

病案举例

女，50 岁，既往无胃病史，近半年来出现上腹不适、隐痛、嗳气、反酸、食欲不振、乏力、消化不良及体重下降。一般状态尚可，纤维胃镜检查发现胃有溃疡，约 1.0cm×0.8cm，病理诊断为早期胃癌，行手术治疗。请用罗伊的适应模式提出此个案术前适应性问题及相关护理措施。

1. 生理方面

（1）疼痛　护理评估：上腹部疼痛近半年。根据世界卫生组织对疼痛的分级，其疼痛属于 1 级（轻度疼痛）。主要刺激：肿瘤侵犯内脏组织，压迫神经；相关刺激：长期上腹部不适、隐痛；固有刺激：确诊后焦虑、恐惧。护理目标：疼痛得到有效控制，患者的不适减轻。护理措施：①根据患者疼痛的规律及程度，必要时给予药物止痛；②尽早行手术根治。效果评价：疼痛缓解。

（2）舒适度改变　护理评估：表现为上腹不适、隐痛、嗳气、反酸、食欲不振、乏力。与主要刺激（消化道恶性肿瘤的刺激）、相关刺激（进食、胃内新生物等因素）、固有刺激（焦虑、恐惧等心理因素）有关。护理目标：患者清楚早期胃癌的预后，从而增强战胜疾病的信心及决心。护理措施：①进食软食或半流质饮食，注意营养调配；②进行心理疏导，让患者配合好医生、护士术前的治疗和护理，做好术前准备。效果评价：舒适度改善。

2. 自我概念方面　情感障碍。

护理评估：患者表现为焦虑、恐惧，与主要刺激（对疾病及手术过程及术后预后的顾虑）、相关刺激（医生的技术及手术时人员的安排）、固有刺激（手术意外）有关。护理目标：患者能乐观看待疾病及对手术充满信心。护理措施：①向患者解释早期胃癌手术根治的疗效，增强患者对治疗的信心；②可能的话，允许患者点名手术；③介绍术后情况好的患者与其认识，通过患者间沟通，进一步解除顾虑。效果评价：焦虑、恐惧减轻。

3. 角色功能　角色适应不良。

护理评估：表现为惊异、愤怒，与主要刺激（对诊断的不信任或否定）、相关刺激（期望身体无大碍）、固有刺激（既往无胃病史，对出现胃部疾病无任何心理准备）有关。护理目标：患者能在术前调整心态，正确认识疾病，配合好医生做好术前准备。护理措施：根据患者知识缺乏程度进行个性化护理，让患者建立起科学的疾病观。效果评价：术前适应了患者角色。

4. 相互依赖方面　患者在刚入院时对治疗及护理配合得很被动。

护理评估：表现为患者虽然配合治疗和护理，但情绪低沉，与主要刺激（对突如其来的诊断感到措手不及，不能接受）、相关刺激（对疾病的预后不清楚）、固有刺激（对医生的技术持有怀疑态度）有关。护理目标：迅速调整心态，做好术前准备。护理措施：加强护患沟通，让患者对早期胃癌的手术成功率及预后有充分认识；让患者能尽早适应角色转变。效果评价：患者很快能积极配合治疗及护理，对手术充满信心。

第三节　纽曼的保健系统模式

贝蒂·纽曼（Betty Neuman）是美国杰出的护理理论家及精神卫生护理领域的开拓者。1924 年生于美国俄亥俄州。1947 年在俄亥俄州人民医院接受了护理大专教育。1957 年毕业于洛杉矶大学，被授予公共护理学学士学位；于 1966 年获精神保健的硕士学位；1985 年获得了西太平洋大学的临床心理学博士学位。纽曼曾经担任过临床护士，护士长、护理部主任、公共卫生护士、精神病咨询专家、护理系教授、主任等职。在 1970 年提出了保健系统模式，经多次完善与修改，于 1982 年首次出版了著作《纽曼保健系统模式》。1989 年发表的《纽曼保健系统模式在护理教育与实践中的应用》较完善地阐述了她的护理观点，她的护理观被广泛应用于指导社区护理及临床护理实践。

一、纽曼保健系统模式的基本内容

纽曼保健系统模式是以开放系统为基础的一个综合的、动态的护理概念性框架，是围绕压力与系统而组织的。模式重点阐述了与环境相互作用的人、压力源、人面对压力做出的反应以及对压力源的预防等四部分内容，见图 3－4。

（一）人

人是与环境持续互动的开放系统，称服务对象系统。此系统的结构可以用围绕着一个核心的一系列同心圆来表示。

1. 基本结构（basic structure）　如图 3－4 所示，基本结构为核心部分，是机体生存的基本因素和能量源。由生物体共有的生存基本因素组成，包括解剖结构、生理功能、基因类型、反应类型、自我结构、认知能力、体内各亚系统的优势与劣势等。基本结构和能量源受人体的生理、心理、社会文化、精神与发展等五方面功能状态及其相互作用的影响和制约。当能量源大于需求时，机体保持稳定与平衡。如经常处于精神高度紧张状态的个体，高血压病的发病率增高。

2. 弹性防御线（flexible line of defense）　为基本结构最外层的虚线圈，位于机体正常防御线之外，是机体的缓冲器和滤过器，对机体具有防止压力源入侵，缓冲、保护正常防线的功能。一般来说，弹性防御线离正常防御线越远，弹性防御线越宽，其缓冲、保护作用越强。弹性防御线受个体生长发育、身心状况、认知技能、社会文化、精神信仰等影响。失眠、营养不足、生活不规律、身心压力大等可削弱其防御效能。如吸烟个体患冠心病几率增高。

3. 正常防御线（normal line of defense）　为弹性防御线内层的实线圈，位于弹性防御线与抵抗线之间。是机体防御系统的主体，通过生理、心理、社会文化、生长发育、精神信仰的变化来预防压力源的袭击。机体的正常防御线是个体在生长发育及与环境互动过程中对环境中压力源不断调整、应对和适应的结果，是人在生命历程中建立起来的健康状态或稳定状态。与弹性防御线相比，正常防御线虽然可以伸缩，但变化速度较慢。当健康水平增高时，正常防御线扩展；反之，健康状态恶化，则正常防御线变窄，若压力源侵犯到正常防御线，个体则表现出稳定性下降或发生疾病。如感染了结核杆菌，在传播途径、感染细菌数量及毒力不变条件下，机体处于健康状态时不会患病，但机体合并糖尿病时，则可能患病。

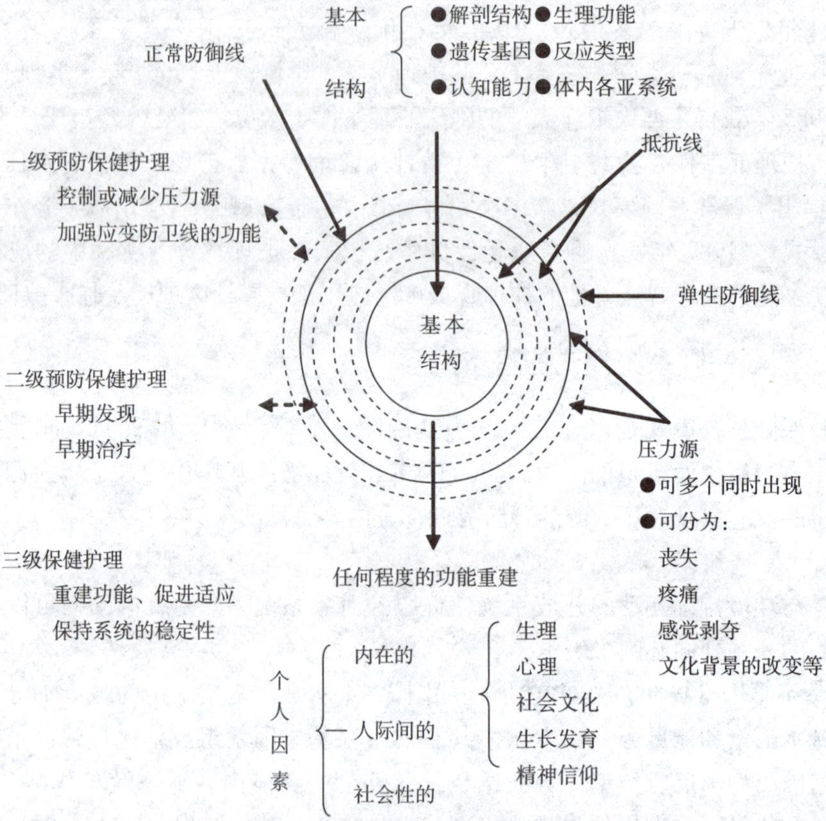

图3-4 纽曼保健系统模式示意

4. 抵抗线（line of resistance） 为紧贴基本结构外层的一系列虚线圈。由支持基本结构和正常防线的一系列已知和未知因素组成，包括免疫功能、遗传特征、生理机制、应对行为等。主要功能是保护基本结构。当压力源入侵到正常防线时，抵抗线被无意识地激活，若其功能有效发挥，即可促使个体回复到正常防线的健康水平；若其功能失效，可导致个体能量耗竭，甚至死亡。如免疫功能不仅受到身体状态、药物的影响，还受到心理因素的影响，患同种疾病的不同个体心理感受不同，乐观者的抵抗线会发挥有效作用，促进个体康复；悲观者的抵抗线功能失效，病程延长，甚至丧失生命。前者是恶性肿瘤患者出现奇迹的前提，后者是导致恶性肿瘤患者缩短生命周期的原因之一。

以上三种防御机制，既有先天赋予的，也有后天习得的，抵抗效能取决于个体心理、生理、社会文化、精神、发展五个变量的相互作用。三条防御线中，弹性防线保护正常防线，抵抗防线保护基本结构。当个体承受压力源时，弹性防线首先被激活，若抵抗有效，个体又可以回复到健康状态。如工作压力大时，分清主次矛盾，重新调整工作方式，注意休息，适当锻炼，合理膳食，必要时请求领导、同事给予支持，机体即可能恢复到最佳状态；如果不注意调整，可出现工作倦怠，工作效率下降，焦虑、烦躁、失眠、易激惹等精神症状，免疫功能随之下降，极易受到其他压力源的作用，甚至导致疾病。

（二）压力源

压力源（stressor）为可引发紧张和导致个体不稳定的所有刺激。纽曼认为压力源分为以下三种。

1. 内在的压力源 指来自个体内与内环境有关的压力，如愤怒、悲伤、自我形象改变、自尊紊乱、疼痛、失眠等。

2. 人际间的压力源 指来自于两个或多个个体之间的压力，如夫妻、父子、上下级或护患关系紧张等。

3. 社会性的压力源 是指发生于体外、距离比人际间压力源更远的压力，如家庭经济收入低、环境陌生、通货膨胀、社会医疗保障体系不够完善等。

（三）反应

纽曼认同“压力学之父”塞利（Selye）在压力与适应学说中对压力反应的描述，即面临压力，机体可产生全身适应综合征及局部适应综合征的应对反应，并将压力反应概括为警觉期、抵抗期和衰竭期三个阶段，在此基础上，纽曼进一步提出，压力反应不只表现在生理方面，应该是生理、心理、社会文化、精神与发展等多方面的综合反应，其结果可以是正性的，也可以是负性的。

（四）预防

护理活动的主要功能是控制压力源或增强人体各种防卫系统的功能，以帮助服务对象保持、维持、恢复护理系统的平衡与稳定，获得最佳的健康状态。纽曼认为护士应根据服务对象系统对压力源的反应采取以下三种不同水平的预防措施。

1. 一级预防（primary preventive） 适应于护理对象系统对压力源没有发生反应时。护理人员主要通过控制或改变压力源实施护理，一级预防的目的是防止压力源侵入正常防线，保持机体系统的稳定，促进及维护人的健康。主要措施是减少或避免与压力源接触，巩固弹性防线和正常防线。如有冠心病家族史的个体，在尚未出现冠心病症状之前，通过改变争强好胜，容易产生敌意的A型性格特征及戒烟、限酒等生活方式，适量锻炼，合理膳食，达到预防冠心病发生的目的，即一级预防。

2. 二级预防（secondary preventive） 适用于压力源已经穿过正常防线，机体系统的动态平衡被破坏，出现了症状或体征时。护理的重点是帮助服务对象早期发现疾病，并进行早期治疗。二级预防的目的是减轻和消除反应、恢复系统的稳定性并促使个体回复到原有的健康状态。如个体已出现冠心病的症状及体征，积极就医，配合治疗，在医护人员指导下克服促使疾病进程的因素（性格特征、生活方式等方面）及学习科学用药、合理膳食、适当锻炼及突发健康事件的应对等健康教育知识，从而延缓疾病进展。

3. 三级预防（tertiary preventive） 适用于人体的基本结构及能量源遭到破坏后。护理的重点是帮助服务对象恢复及重建功能，减少后遗症发生，并防止新的压力源入侵。三级预防的目的是进一步维持个体的稳定性，防止复发。如冠心病患者出现了急性心肌梗死，能在第一时间做到正确“自救与呼救”，为抢救成功及减少并发症赢得时间。

二、纽曼对护理四个基本概念的论述

1. 人 人是与环境进行互动的寻求平衡与和谐的开放系统，由生理、心理、社会文化、成长发展、精神信仰等变量组成。护理对象可以是个体、家庭、社区及各种社会团体。

2. 环境 环境是指任何特定时间内影响个体和受个体影响的所有内外因素，分为内环境、外环境及创造性环境。纽曼提出的创造性环境指人在不断适应内外环境的刺激过程中，为维持系统的完整和稳定而自发产生变化的环境。

3. 健康 健康是一种强健与疾病互相消长、连续的过程，是任何时间点上个体生理、心理、社会文化、精神与发展等各方面的稳定与和谐状态。机体健康与否，可用能量产生的多少来衡量，当机体产生和存储的能量大于消耗时，个体的完整性、稳定性增强，“生命轴”向健康方向移动；当能量产生与存储不能满足机体需要时，个体的完整性、稳定性减弱，健康渐逝，“生命轴”移向衰竭、死亡。

4. 护理 护理是通过有目的的干预，减少或避免压力源对个体的负性影响，增强机体的防御功能，帮助护理对象获得并保持最佳的健康水平。护理的主要任务是保存能量，恢复、维持和促进个体的稳定、和谐与平衡。

三、纽曼保健系统模式与护理实践之间的关系

纽曼发展了以护理诊断、护理目标和护理结果为步骤的独特的护理工作步骤。

1. 护理诊断 护士首先对个体的基本结构、各防线的特征、现在和（或）潜在于个体内外及人际间的压力源进行评估，然后收集并分析个体在生理、心理、社会文化、精神与发展各层面对压力源的反应及其相互作用的资料，最后找出偏离健康的问题并做出诊断。

2. 护理目标 护士以保存能量、恢复、维持和促进个体稳定性为护理原则，与个体及家属共同制定护理目标、促使目标达成的干预措施及设计预期护理结果。纽曼强调应用一级、二级、三级预防原则来规划和组织护理活动。

3. 护理结果 是护士对干预效果进行评价并验证干预有效性的过程。评价内容包括个体内、外及人际间压力源是否发生了变化，压力源本质及优先顺序是否改变，机体防御功能是否有所增强，压力反应症状是否得以缓解等。

病案举例

大一学生，男，19岁，淋雨后数小时出现寒战、高热，继之咳嗽，咳少量黏性脓痰，伴右侧胸痛。查体急性病容，体温39℃，心率110次/分，心律齐。实验室资料WBC 1.4×10^9/L，胸片提示右侧大叶性肺炎。请用纽曼保健系统模式描述此个案。

1. 护理诊断

（1）评估　基本结构：诊断为右侧大叶性肺炎。

弹性防线：已被压力源穿透。入院后不适应医院环境及发热、咳嗽、胸痛等致使正常生活规律被打乱，休息受到影响，舒适度下降，从而削弱了弹性防线的防御效能。

正常防线：弱：①虽已进行系统治疗，但肺部感染尚未控制；②间断性体温升高；③使用抗生素及发热后，胃肠道不适；强：①年轻及平素体健，易康复；②乐观，能很好配合治疗及护理。

抵抗线：弱：微生物侵袭机体，肺部感染需一定疗程方可控制。压力源：体内的，肺部炎症；体外的，环境改变；人际间的，在个体周围突然增加了许多陌生人及社会角色有所改变。压力反应：生理性的，发热、胸痛、咳嗽、胃肠道不适；心理性的，临近期末，担心学习受影响。

（2）诊断　①体温过高：与肺部感染有关；②疼痛：胸痛，与肺部炎症波及胸膜有关；③睡眠型态紊乱：与环境改变、发热、咳嗽有关。

2. 护理目标与措施

以保存能量，恢复、维持和促进患者在生理的、心理的、社会文化的、精神与发展方面的稳定性、完整性为前提，与患者共同制定预期目标，并采取一级、二级、三级护理干预措施。

（1）一级预防措施　加强营养，注意休息，有效咳嗽，以促进机体康复，避免并发症发生。

（2）二级预防措施　视病情联合使用抗生素，进行对症处理。

（3）三级预防措施　使用抗生素应足量、足疗程，避免病情反跳。

3. 护理结果　通过“三级预防”，病程缩短，患者康复出院。

第四节　佩普劳人际关系模式

佩普劳（Hildegard E. Peplau）于1909年出生在美国的宾夕法尼亚州，1931年护校毕业，1943年获人际关系心理学学士学位，1947年获精神护理学硕士学位，1953年获教育学博士学位。佩普劳具有精神科护理的背景，其临床和教学经验非常丰富，曾从事过随军护理、精神科护士、护理研究、精神护理学教学等工作。也曾是美国护理学会执行主席、美国护理学会会长、美国护理学术委员会成员、世界卫生组织专家成员、新泽西州护理学会主任、国家空军外科护理咨询主任、国家公共卫生精神卫生咨询成员。1952 年佩普劳（H · Peplau）出版了代表著作《护理中的人际间关系》（Interpersonal Relations in Nursing）。在书中佩普劳尝试用人际关系的理论构架来分析护理行为，提出了护理人际关系理论。

由于佩普劳的理论和临床工作推动了精神科护理的发展，她被尊称为“精神病护理之母”。

一、佩普劳人际关系模式的基本内容

佩普劳的人际间关系模式（interpersonal relations model）重点描述护士与患者之间人际关系的形成与终止过程。佩普劳认为，护士与患者原是彼此陌生的个体，为了患者的健康，在治疗和护理过程中，互相理解、共同探讨解决健康问题的方法，形成了一种治疗性的关系。这种特殊的人际关系，为解决冲突、困难和焦虑，满足患者的需要提供了良好的条件。

（一）护患关系的四个阶段

佩普劳将护患关系的发展分为了熟悉期、确定期、开拓期、解决期等四个阶段。

1. 熟悉期（orientation phase） 一般起始于护士与患者初次会面时，患者感到“有寻求专业性帮助”的需要。在此阶段，通过护士收集资料促使双方认识和了解。

2. 确定期（identification phase） 患者做出选择性反应，表达他对健康问题的认识；护士通过收集资料，了解患者对护士的期望，并对患者应付疾病的能力给予判断。

3. 开拓期（exploitation phase） 患者从护理中获得效益，容易在康复早期出现依赖与独立的冲突，护士应帮助患者逐渐脱离帮助，恢复自理。

4. 解决期（resolution phase） 护士帮助患者从生理逐渐趋向心理的自立，促使护理目标达成而终止护患关系；如果患者仍然存在心理依赖，护患关系则继续，护士应帮助患者通过顽强的努力达到自立。

（二）护士的六种社会角色功能

在佩普劳的理论模式中，她认为护士扮演着六种社会角色功能，即陌生人角色、资讯者角色、教师角色、领导者角色、代言人角色和咨询者角色。

1. 陌生人角色 出现在护士与患者初次见面时，即护患关系发展的熟悉期。

2. 资讯者角色 资讯者角色指护士为患者提供健康信息和回答患者提出的相关专业问题。

3. 教师角色 教师角色包括心理、认知、技能等方方面面的指导。

4. 领导者角色 护士通过组织、引导患者使其成为护理活动的合作者与积极参与者。

5. 代言人角色 尤其对于无语言能力的患者，护士应通过评估、判断，为患者表达他的需要。

6. 咨询者角色 咨询者角色，即在护理活动中回答患者提问，满足患者需求。

二、佩普劳对护理四个基本概念的论述

1. 人 人是一个生理、心理和社会都处于动态的有机体。

2. 健康 健康是生理和心理方面的需要得到满足，是指人类朝着富有创造性、建设性和有价值性方向前进过程中的各种活动。

3. 环境 环境是指与人相互作用的重要的物或事，特别强调了文化背景对人的影响，认为护士在护理患者时，应考虑每个患者的不同文化背景，如道德、习惯和信仰。

4. 护理 护理是帮助人们满足现有需要的、建立重要的、治疗性的人际间关系的过程。

三、佩普劳的人际关系模式与护理实践之间的关系

护理不仅是一种重要的、具有治疗意义的、促进护患间关系、促使个人获得健康的过程，护理还是一种教育工具，一种有助于个体成熟的力量。其目的是促进人向前发展。

1. 评估阶段 护理活动处于收集资料、分析资料、明确护理问题时期，而护患关系的进程则处于熟悉期。此阶段对患者的护理，应强调尊重和关心，并按每个患者的情况来接诊，为整个护理活动过程作铺垫。

2. 诊断阶段 对患者的反应做出判断，明确应提供给患者的帮助，与患者共同制定护理计划。此时的护患关系处于确定期。

3. 实施阶段 对患者实施有效护理，同时注意观察患者的心理情况，帮助患者恢复自理。此时护患关系处于开拓期。

4. 评价阶段 对患者恢复情况与预期目标作比较，判断目标达成效果，同时评价患者自立恢复程度。此阶段处于护患关系的解决期。

病案举例

女，48 岁，糖尿病患者。护士通过收集资料，提出了：①慢性疼痛；②营养失调：低于机体需要量；③体液不足；④有感染的危险等护理诊断。入院后护士教会了患者自测尿糖及自我注射胰岛素。请问本病例主要体现出的护患关系是哪些？

患者刚入院护士收集资料时，护患关系处于熟悉期；护士提出护理诊断与患者共同商讨护理计划时，护患关系处于确定期；护士教会了患者自测尿糖及自我注射胰岛素时，护患关系应该进入了开拓期及解决期。

思考题

1. 女，34 岁，支气管哮喘发作，症状已持续 24 小时，大汗淋漓，发绀，端坐呼吸，两肺闻及散在的哮鸣音。经处理后 6 小时患者能平卧，呼吸困难缓解。请用奥瑞

姆护理系统结构描述此个案的护理。

2. 男性，57岁，睡眠中突然憋醒，感胸闷，舌下含服硝酸甘油后无明显缓解，2小时后急诊入院。查体：血压136/84mmHg，双肺底闻及细小湿啰音。心电图示ST段弓背向上抬高，T波倒置。请：①描述本个案的主要刺激、相关刺激及固有刺激；②提出3个主要的护理诊断。

3. 女性，46岁。消瘦、乏力1年。体格检查：双侧甲状腺结节性肿大，质韧。甲状腺过氧化物酶抗体明显增高。诊断为慢性淋巴细胞性甲状腺炎。请用纽曼保健系统模式提出三级预防措施。

4. 男，35岁，下肢浮肿1周入院。体格检查：血压176/102mmHg，双肾叩击痛(+)，尿蛋白++++，红细胞++。请用佩普劳的人际间关系模式描述护患关系可经历的时期并提出3个主要的护理诊断。

（宋思源）

第四章 护理的相关理论

学习目标

1. 掌握系统、需要、压力适应的概念。
2. 熟悉系统的分类、基本属性，人的基本需要层次，压力反应、适应层次及住院患者常见压力源。
3. 了解护理相关理论在护理实践中的应用。

护理学作为一门年轻的学科，学科的发展迫切需要建立自己的理论体系。在其理论体系的构建与护理实践过程中，也引用了其他学科的理论，如系统论、人的基本需要层次理论、压力与适应理论、沟通理论等，这些理论用科学的方法解释护理现象，为护理实践、科研、管理以及教学等方面提供科学的依据。

第一节 系统论

系统作为一种思想，源远流长，古代就已有萌芽。但作为一种科学术语、一种理论，则由美籍奥地利生物学家贝塔朗菲（L. Von. Bertalanffy）提出。1925 年，贝塔朗菲提出应把有机体视为一个整体或系统来考虑。1937 年，贝塔朗菲第一次提出“一般系统论”的概念。1968 年，贝塔朗菲发表了《一般系统论——基础、发展与应用》，全面总结了他 40 年来研究一般系统论的成果，为系统科学提供了纲领性的理论指导，被称为一般系统论的经典性著作。20 世纪 60 年代后，系统论得到了广泛的发展，其理论与方法已渗透到许多自然和社会领域。

一、系统的概念

系统是由若干相互联系、相互作用、相互独立的要素所组成的具有一定结构和功能的整体。系统的概念涵盖了两层意义：一是指系统由相互作用、相互联系的要素组成；二是指系统中的每一个要素均有自己独特的结构和功能，但这些要素集合起来构成一个整体后，它又具有各单独要素所不具备的整体功能。

二、系统的分类

自然界与人类社会存在着千差万别的各种系统，人们可以从不同角度进行分类。

常用的分类方法有以下三种。

（一）按人类对系统是否施加影响分类

系统可分为自然系统和人造系统。自然系统是由自然物组成的、客观存在的系统，如生态系统、人体系统等，该系统不具有目的性。人造系统是指为达到某种目的而人为建立起来的系统，如计算机软件系统、护理质量管理系统等。现实生活中，大多数系统是自然系统与人造系统相结合的产物，称为复合系统，如医疗系统、教育系统等。

（二）按系统与环境的关系分类

系统可分为开放系统与封闭系统。开放系统是指与外界环境不断进行物质、能量与信息交流的系统，如生命系统、医院系统等。开放系统与环境的联系是通过输入、转换、输出和反馈过程来完成的（图4－1）。输入是指物质、能量与信息由环境流入系统的过程；而由系统流入环境的过程称为输出；转换是系统对输入的物质、能量、信息进行加工、处理、吸收；反馈是系统的输出对系统再输入的影响，即环境对输出的反应。开放系统正是通过输入、输出及反馈与环境保持协调和平衡并维持自身的稳定。封闭系统是指不与周围环境进行物质、能量和信息交换的系统。绝对的封闭系统并不存在，只有相对、暂时的封闭系统。

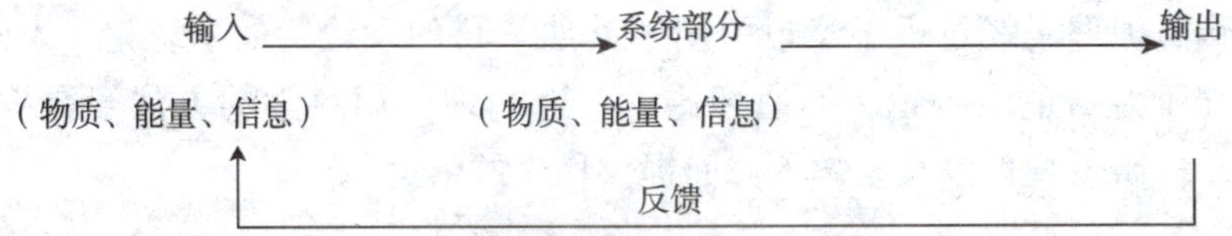

图4－1 开放系统示意图

（三）按系统的运动状态分类

系统可分为动态系统与静态系统。动态系统是指系统的状态是随着时间的变化而变化的系统，如生物系统、生态系统。静态系统是指系统的状态不随时间的变化而变化，具有相对稳定性的系统，如一个建筑群。静态系统只是具有相对稳定性，绝对静止不变的系统是不存在的。

三、系统的基本属性

（一）整体性

整体性是系统理论的基本思想。系统的整体性是指系统的整体功能大于系统各要素功能之和。系统是由若干要素组成，每个要素都具有自己独特的结构和功能，但系统的功能不是各要素功能的简单相加。当要素以一定方式有机地组织起来，构成一个整体时，就具有了孤立要素所不具备的新功能。例如，人是一个系统，作为一个有机体，他（她）由生理、心理、社会文化等各部分组成，人的整体生理功能又由血液循环、呼吸、消化、泌尿、神经肌肉和内分泌等不同系统和组织器官组成。这些组成部分或器官组织中，每一个单独的部分均不能代表和体现人的整体性，只有当各部分相互作用、协调一致时，才形成一个完整的、独特的人。因此，我们在研究系统对象时，应该将其视为有机的整体，探索每个要素以及要素与要素之间的关系，通过对系统、要素、环境之间关系的分析，认识整体的性质与规律。

（二）相关性

系统各要素之间是相互联系、相互制约的，系统中任何一个要素的性质或作用发生了变化，都会引起其他各要素甚至系统整体的性质或行为的变化。

（三）动态性

系统是随时间的变化而变化的，系统为了生存与发展，不断调整自己的内部结构，并且不断与环境之间进行物质、能量与信息的交换和流通。

（四）层次性

层次性是系统的本质属性。系统是一个具有复杂层次的有机体，每个系统可以分为许多比较简单的、相互联系的次系统（要素）；同时，它自身又是更高层次即超系统的次系统（要素）。例如，人是由不同的器官组成的，但人又是家庭的组成部分，即器官是人的次系统，人是器官的超系统，又是家庭的次系统。系统的层次间存在着支配与服从的关系。高层次支配着低层次，起着主导作用。低层次从属于高层次，它往往是系统的基础结构。

（五）目的性

每个系统都有明确的目的，不同的系统有不同的目的。系统结构不是盲目建立的，而是根据系统的目的和功能需要，设立各次系统，建立各次系统间的联系。

四、系统理论在护理中的应用

一般系统理论的观点对护理领域产生了重要的指导作用，激发和促进了整体护理思想的形成和发展，为整体护理实践提供了强有力的理论支撑，广泛应用于以患者为中心的临床护理、护理教育及护理科研等领域。

（一）系统理论促进了整体护理思想的产生和发展

1. 人是一个整体　根据一般系统论的观点，人是一个整体。人是由生理、心理、社会、精神、文化等诸多要素组成的，各个要素之间相互联系、相互作用，其中任何一个要素发生变化，都可引起其他要素乃至整个系统的改变。因此，护士在护理对象时，应以整体护理思想为指导，从生理疾患想到可能引起的心理问题，从患者的心理障碍考虑到潜在的躯体症状，促进其整体功能的恢复和发挥。

2. 人是一个开放的、动态的系统　人是一个自然的开放系统，为了维持生命和健康，人体与周围物理、化学和社会等环境之间不断地进行着物质、能量、信息的交换，并受家庭、社区、社会等超系统的影响和控制，以保证自身内环境的稳定，达到与周围环境的协调平衡，维持健康状态。因此，我们在护理工作中，要维持人的健康，既要考虑到系统对环境的适应性，通过调整人体系统内部结构，使其适应周围环境；又要改变周围环境，使其适应系统发展的需要，使机体与环境保持一种良性循环关系，促使机体功能更好地运转。

（二）系统理论是护理程序的基本框架

护理程序是现代护理的核心，它包括评估、诊断、计划、实施和评价五个步骤。

护理程序可以看成是一个开放系统。输入的信息是护士经过评估后的患者基本健康状况及对疾病的反应、护理人员的知识水平与技能、医疗设施条件等，经过诊断、计划和实施后，输出的信息主要是护理后患者的健康状况。经过评价与预定的目标进行比较，若患者尚未达到预定健康目标，则需要重新收集资料，修改计划及实施，直到患者达到预定健康目标，这是反馈和再输入的过程。

（三）系统理论是护理理论发展的依据

一般系统论为许多护理理论家所借用，如罗伊的适应模式、纽曼的系统模式等，这些护理理论和模式又为整体护理的实践提供了坚实的理论支撑。

（四）系统理论为护理管理者提供理论支持

护理系统是一个动态、开放的系统，包括临床护理、护理管理、护理教育、护理科研等一系列相互关联、相互作用的次系统。各次系统内部又有若干层次的次系统。它们之间关系错综复杂，功能相互影响。护理要发展，护理管理者必须运用系统方法使其内部各要素之间相互协调；同时医院护理系统可视为医院整体系统的一个次系统，护理次系统的功能将有助于医院整体功能的实现，而医院作为整体系统，其一切活动都将影响护理次系统的运转。

第二节　人类基本需要层次理论

人的行为和动机是基于人类的需要而产生的，为了更好地解释和说明这一点，许多心理学家、哲学家和护理学家从不同角度探讨了人的基本需要，形成了不同的理论。其中最有影响力、应用最广泛的是马斯洛的人类基本需要层次论。

一、需要的概念

需要是人脑对生理与社会要求的反应，是指生物体处于缺乏或不足状态时，想去满足或补充那些不足或缺乏的倾向。当个体的需要得到满足时，就处于一种相对平衡的健康状态。反之，个体则可能陷入紧张、焦虑、愤怒等负面情绪中，并直接或间接影响个体的生理功能，造成对环境适应性下降，严重时可导致疾病。因此，需要是维持生命不可或缺的基本条件。

二、需要层次理论的内容

美国心理学家马斯洛（Abraham Maslow）将人的基本需要按其重要性和发生的先后顺序，由低到高分为五个层次，并形象地用“金字塔”形状来进行描述，形成人类基本需要层次理论（图4-2）。

（一）生理需要

生理需要是维持人类生存即种族延续的最原始、最基本的需要，包括空气、水、食物、排泄、温度、休息、睡眠、避免疼痛等。生理需要是人类最基本、最低层次、最强有力的需要，是其他需要产生的基础。在一切需要未得到满足之前，生理需要应首先考虑。但当生理需要满足时，它将不再成为个体行为的动力，个体就会产生更高层次的需要。

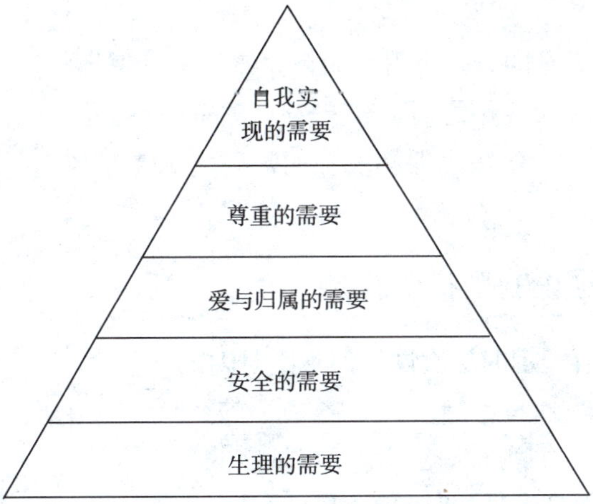

图4－2　马斯洛的人类基本需要层次理论示意

（二）安全需要

安全需要是人类寻求保障自身，摆脱各种威胁，从而获得安全感的需要，涉及生理和心理两个方面，包括生命安全、财产安全和职业安全等。生理安全是个体需要处于生理上的安全状态，以防身体上的伤害或生活受到威胁；心理安全是个体需要有一种心理上的安全感，希望得到别人的信任，避免恐惧、焦虑和忧愁等不良情绪。例如，人们更喜欢在熟悉的环境下工作，希望在工作中有良好的人际关系等，都是为了更好地满足生理和心理上的安全感的需要。安全需要普遍存在于各个年龄期，尤以婴儿更易察觉。

（三）爱与归属的需要

爱与归属的需要是指个体需要被他人爱和接纳，同时也需要去爱和接纳他人，与他人建立良好的人际关系，产生所属团体的归属感。如渴望父母、朋友、同事、上级等对其所表现的爱护与关怀、温暖、信任、友谊以及爱情等。马斯洛特别强调，人是社会的动物，没有人希望自己过孤独生活，总希望有些知心朋友，有个温暖的集体，渴望在团体中与他人建立深厚的感情，保持友谊和忠诚。若这一需要得不到满足，人便会感到孤独、空虚与绝望。

（四）尊重的需要

尊重的需要是个体对自己的尊严和价值的追求，包括自尊与他尊两个方面。自尊是指一个人希望自己能够独立、有价值、自由、自信，是人类积极性的源泉；他尊是指一个人希望得到他人的赏识和敬重，渴望自己的能力和工作能够得到社会的认可和肯定。尊重的需要得到满足会使人产生自信、有价值和成就感，从而产生更大的动力，追求更高层次的需要。反之，将会使人失去自信，怀疑自己的能力和价值，出现自卑、软弱、无能的感受。

（五）自我实现的需要

自我实现的需要是指个体需要充分发挥自己的才能与潜力，实现自己理想和抱负的需要。它是最高层次的需要，是在其他需要获得基本满足后，才出现并变得强烈，其需要满足的程度和满足的方式有很大的个体差异。

在马斯洛陈述本理论数年之后，凯利希（Richard Kalish）给以修改，又增加了一个层次，即刺激的需要，列在生理和安全的需要之间，包括性、活动、探索、新奇和操作等。

三、需要层次理论的基本观点

（一）人的需要有一定的层次性，但不绝对固定

通常当一个层次的需要被满足，更高层次的需要才会出现，并逐渐明显、强烈；但在某些特殊情况下，不同层次的需要会出现重叠，甚至颠倒。

（二）各种需要得到满足的时间不同

一般情况下，生理需要是人类生存所必需的最基本、最重要的需要，为了维持生存，必须首先满足其基本的生理需要，有些必须立即供给并持续满足，如对氧气的需要；有些需要可以暂缓满足，如食物、休息、性、尊重等。但这些需要始终存在，不可忽视。

（三）人的行为是由优势需要决定的

同一时期内，一个人可能存在多种需要，但只有一种需要最明显、最强烈，成为支配其行为的优势需要，但优势需要是在不断变动的。

（四）各层次需要相互依赖，彼此重叠

较高层次需要发展后，低层次的需要并未消失，只是对人行为的影响力降低而已。

（五）越高层次的需要，其满足的方式和程度差异越大

人们满足食物、排泄、睡眠等较低层次需要的方式是基本相同的，但对尊重、自我实现等较高层次需要的满足却因个人的性格、教育水平和社会文化背景等而有很大差异。

（六）人的需要满足程度与健康成正比

当一个人的需要大部分得到满足时，就将处于一种平衡的健康状态。否则，个体可能陷入紧张、焦虑等负性情绪之中，并直接或间接影响其生理功能，严重者可导致疾病。

四、需要层次理论在护理中的应用

马斯洛的基本需要层次论在护理中得到了广泛的应用。它使护理工作者认识到，护理的任务就是满足患者的基本需要。

（一）需要理论在护理实践中应用的意义

1. 帮助护士识别护理对象未满足的需要 需要理论可帮助护士观察、识别患者未满足的需要的性质以及对患者所造成的影响，通常这些未满足的需要正是需要护士帮

助护理对象解决的健康问题。

2. 帮助护士更好地领悟和理解护理对象的言行　例如，患者住院后想家，希望亲友常来探视和陪伴，这是爱与归属的需要。

3. 帮助护士预测护理对象即将出现或未表达的需要　针对护理对象可能出现的问题，积极采取预防措施。例如，对于长期卧床的患者，护士为其提供整洁、干燥的床单位，采取有效的皮肤护理措施，避免皮肤完整性受损。

4. 帮助护士识别护理对象需要的轻重缓急　根据需要层次理论及各层次需要之间的相互影响，判断护理问题的轻、重、缓、急，按其优先次序制定和实施护理计划，并对影响需要满足的因素，采取有效的护理措施，满足护理对象的各种需要。例如，对于各种大出血的患者，护士工作的重点是满足患者的生理需要。

（二）患者的基本需要

个体在健康状态下，能依靠自己满足基本需要，但在患病时情况就发生了变化。一方面疾病可导致个体某些需要增加，而另一方面个体满足自身需要的能力却明显下降。因此需要护理人员作为一种外在的支持力量，制定和实施相应的护理措施帮助患者满足需要，恢复机体的平衡与稳定。

1. 生理的需要　疾病会使人的许多基本的生理需要得不到满足，如缺氧、呼吸道感染、水电解质紊乱、营养失调、失眠等，甚至可导致患者死亡。因此对于护理人员来说，了解患者的基本需要，采取有效的措施及时予以满足，是护理工作尤其是重症监护室的工作重点。

2. 安全的需要　人在患病时由于环境的变化，舒适的改变，安全感会明显降低，感到健康没有保障，孤立无助，担心是否会有意外发生。患者一方面寻求医护人员的保护，期望医护人员有超人的力量，为他们提供一些恢复健康的方法，使他们免于伤害；另一方面又担心会发生医疗失误。总之，不论患者担心什么问题，护理人员应积极与患者沟通，加强对患者的入院介绍和健康教育，避免各种损伤因素，提高诊疗、护理水平，增强患者自信心和安全感。

3. 爱与归属的需要　患者在住院期间，由于与亲人的分离和生活方式的变化，常会产生孤独感，因此，爱与归属的需要变得更加强烈。患者希望得到家人及周围人的关心、理解与支持，也为自己不能像健康时那样施爱于亲人而痛苦。护理人员要通过细微、全面的护理，与患者建立良好的护患关系，使患者感受到护理人员的关怀与爱心。同时，要加强同家属、亲友的沟通，满足患者归属和爱的需要。

4. 尊重的需要　疾病可导致个体某些生理功能障碍甚至丧失，严重影响患者对自身价值的判断，担心自己成为别人的负担，担心被轻视等。护理人员在与患者交往中应始终保持尊重的态度、礼貌地称呼患者。在进行护理操作时，应注意减少患者躯体的暴露，维护患者的自尊。同时，应鼓励患者参与一些自身的护理活动，以增强自尊感。

5. 自我实现的需要　个体在患病期间最受影响而且最难满足的需要是自我实现。疾病常会影响患者各种能力的发挥，使个体不得不离开自己理想的学习、工作岗位，陷入失落、沮丧，甚至悲观、绝望的情感状态。这种不良情感反过来又会使个体健康状况进一步恶化。护理的功能是切实保证低层次需要的满足，为自我实现需要的满足创造条件。因此，护士应帮助患者面对现实、认识自我，鼓励患者表达自己的个性和追求，树立信心，战胜疾病，为达到自我实现而努力。

（三）满足患者需要的方式

护理人员帮助患者满足需要的方式一般有以下三种。

1. 直接满足患者的需要 对一些暂时或永久性丧失自我满足某方面需要能力的患者，护理人员应采取有效的护理措施，全面帮助其满足基本需要。如昏迷者、瘫痪者、新生儿等，需要护士提供全面的帮助。

2. 协助患者满足需要 对只能部分自行满足基本需要的患者，护理人员可根据具体情况指导患者尽可能依靠自己的力量满足需要，同时，有针对性地给予必要的帮助和支持，以提高患者自理能力，早日康复。如协助卧床患者进食、功能锻炼等。

3. 间接满足患者需要 对基本能满足需要，但存在某些因素影响需要得到满足的患者，护理人员可通过健康教育、健康咨询、科普讲座等多种形式为护理对象提供卫生保健知识，消除影响需要得到满足的因素，以提高自我满足需要的能力。如对孕产妇进行保健知识和育儿指导，协助糖尿病患者制定饮食计划等。

第三节 压力与适应理论

人的一生可能会经历各种各样的压力，尤其在竞争激烈的现代社会中，人们对生活中的压力感受已越来越明显。在压力作用下，人会产生生理、心理、社会、精神等多方面的综合反应。某些心身疾病，如溃疡病和高血压等与压力密切相关。因此，学习压力与适应的理论，可以帮助护士观察和预测护理对象的压力，并采取相应的护理措施帮助护理对象避免和减轻压力，提高身心适应能力，促进和维护护理对象的身心健康。

一、压力、压力源、压力反应

（一）压力

压力又称应激或紧张，是一种跨越时间、空间、人格与文化的全人类经历。压力（stress）一词来源于拉丁文“stringere”意为“紧紧拉住”的意思。压力是一个比较复杂的概念，不同的学科对压力有不同的解释。心理学家认为压力是一种特殊的情绪，可以用焦虑等反应来描述。生理学家则用血压升高、心跳加快等生理现象来描述。尽管不同的学科对压力研究的侧重点不同，对压力有不同的解释，但目前普遍认为，压力是个体对作用于自身的内外环境中的刺激做出认知评价后引起的一系列非特异性的生理及心理紧张性反应状态的过程 。

（二）压力源

压力源（stressor）又称为应激源或紧张源，是指任何能使个体产生压力反应的内外环境中的刺激。生活中常见的压力源有以下几类：

1. 生物性压力源　如各种细菌、病毒、寄生虫等。

2. 物理性压力源　如温度、湿度、光、声、电、放射线等。

3. 化学性压力源　如药物、酸、碱等。

4. 生理、病理性压力源

（1）正常生理功能变化，如青春期、妊娠期、更年期等，或基本需要未满足，如饥渴、活动等。

（2）病理性改变，如缺氧、脱水、电解质紊乱、疼痛或手术、外伤等。

5. 心理、社会性压力源

（1）一般性社会因素如丧失亲人、家庭或工作中人际关系不协调。

（2）灾难性社会事件如地震、洪水等。

（3）心理社会因素，如参加考试、结婚、毕业分配等。

（三）压力反应

压力源作用于个体时，个体所出现的一系列非特异性反应称为压力反应。在压力状态下，每个人的压力反应表现不一，大体上可以分为以下几类。

1. 生理反应　如心率加快、血压升高、呼吸加快、肌肉张力增加、胃肠蠕动减慢等，它是人的本能反应。

2. 心理反应　常见有焦虑、忧郁、否认、依赖、自卑、孤独、恐惧、愤怒等。

3. 认知反应　轻度压力可使人的注意力集中、分析问题与解决问题的能力增加。但是，持续的、强烈的压力可以降低个体的判断与决策能力。

4. 行为反应　表现为下意识过多地重复某些动作、语速增加或迟钝、难以用语言表达、频繁出错、行为混乱或退化等。

二、塞里的压力与适应学说

汉斯·塞里（Hans Selye）是加拿大著名的生理心理学家，他于20世纪40～50年代对压力进行了广泛的研究，并于1950年出版了第一本专著《压力》（又译为《应激》），其压力理论对压力研究产生了重要影响，因此被称为“压力理论之父”。

（一）一般理论

压力是人体对任何需求作出的非特异性反应。这种非特异性反应是一种无选择的影响了全部或大部分系统的反应，也就是整个身体对任何作用于它的特殊因素所进行的适应，而不是某一器官或系统。例如，对严寒和酷暑，人体是通过发抖和出汗这两种不同的表现进行适应。虽然这两种特异性反应不同，但严寒和酷暑这两种应激源所引起的非特异性反应却是相似的，都能迫使人体的神经系统、血管和皮肤做出适应，促使机体恢复到平衡状态。

（二）全身适应综合征学说

机体面临长期不断的压力源而出现非特异性的、全身性反应，如全身不适、疲乏、疼痛、失眠、胃肠功能紊乱，是不同压力源的共同反应，是通过下丘脑－垂体－肾上腺轴产生的。全身适应综合征（GAS）解释了不同的压力源作用下，机体产生相同的压力反应的原因。此外，塞里还提出了局部适应综合征（LAS）的概念，即压力源作用于人体时，机体在出现全身反应的同时所出现的某一器官或区域内的反应，如局部的炎症、溃疡等。

无论是全身适应综合征，还是局部适应综合征，塞里认为身体的压力反应按照一定的阶段性过程进行，分为以下三期（图4－3）。

1. 警觉期 人体觉察到威胁、激活交感神经系统而引起的警戒反应。在生理方面主要通过内分泌作用使身体有足够的能量去抵御压力，如心率加快、血压上升、血糖升高、瞳孔扩大等，持续的时间从几分钟到数小时。在心理方面主要通过人的心智活动而增加认知的警戒性。如果防御有效，则机体会恢复正常活动，大多数短期压力源都会在这个阶段得到解决，使机体恢复正常。如果压力源过强，则有可能使人患病死亡。若压力源持续存在，在产生警戒反应之后，机体就转入第二反应阶段。

2. 抵抗期 此期以副交感神经兴奋及人体对压力源的适应为特征。机体的防御力量与压力源相互作用，处于抗衡阶段。作用结果有两种：一是机体成功抵御了压力，内环境恢复稳定；二是如果压力源过大，人体的抵抗能力无法克服，进入衰竭期。

3. 衰竭期 发生在压力源强烈或长期存在时。人体在适应过程中适应性资源被耗竭，不能代偿性地应对压力源，抵抗能力已经达到极限，随之迅速崩溃。警戒期的症状再次出现，但已是不可逆的，容易出现各种身心疾病或严重的功能障碍，导致全身衰竭，最终可能会面临死亡。

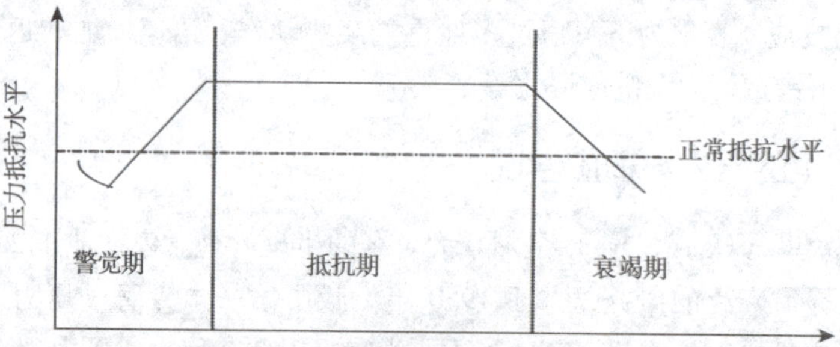

图4－3 全身适应综合征的三个阶段

三、对压力的防卫

压力存在于人类社会生活的各个时期及各个领域，每个人对压力做出的反应是不同的，个体的压力反应型态取决于个体对压力的感知及其应对能力和条件。正确应对压力，可以减少及避免压力对个体的不良影响，以保护个体的健康及整个社会的安宁。以下防卫模式，有助于人们避免严重压力反应。

（一）第一线防卫——生理与心理防卫

当个体遭受压力源的作用时，首先启用生理与心理的防卫保护自己，一线防卫有益于个体的心理成长与发展。

1. 生理防卫 包括遗传因素、身体的一般状况、营养状况、免疫功能等。如完整的皮肤和健全的免疫系统可保护我们免受病毒和细菌的侵袭。

2. 心理防卫 指心理上对压力做出适当反应的能力，是自我保护行为。心理防卫能力与以往的应对技巧、社会支持网络、经济状况、智力、教育程度、生活方式等有关。常用的心理防卫机制有：否认、退化、补偿、转移、升华及合理化等。

（二）第二线防卫——自力救助

如果压力反应严重，压力源突破第一线防卫，出现一些心身应激反应，此时就必须使用自力救助的方法来对抗或控制压力反应，以减少急、慢性疾病的演变。

1. 正确对待问题 首先识别压力的来源，针对压力源采取相应的处理方法。不要否认问题的存在而任其滋长，“没有压力的社会”是不切实际的。正确认识自己，正确认识和对待周围事物，培养积极的工作生活态度，这对身心健康是很重要的。

2. 正确对待情感 当压力源作用于个体后，个体将出现焦虑、紧张、挫折、生气或其他不良的情绪情感。这些情绪情感持续时间过久会对个体的身心造成伤害，因此，应及时进行处理。处理的方法是首先找出引起这些情感的原因，有哪些伴随的生理反应，如食欲减退、心悸、失眠等；其次，要承认这些情感的存在，并进行认真分析、排解，恰当地处理好自己的情绪，如与朋友交谈或适当运用心理防卫机制等。

3. 利用可能得到的支持力量 当个体经受压力时，如果有一个强有力的社会支持系统可以帮助个体度过困境，缓和压力及潜在的不良反应。社会支持是指来自父母、配偶、子女、朋友和社会各方面精神与物质上的关心照顾，支持的形式主要包括提供信息、给予关心、教育、帮助、鼓励等。如一个人因某些事件感到焦虑时，若能与一个有过类似经验并能设身处地地为其设想的朋友交谈，是很有益处的。

4. 减少压力的生理影响 良好的身体状况与生活习惯是有效抵抗压力源侵入的基础。相反，身体状况欠佳或生活习惯不良，会使个体对压力源的抵抗能力降低，容易出现严重的压力反应。因此，提高人们的保健意识，如养成良好的生活习惯、注意改善营养状况等，有助于加强第一线防卫。

（三）第三线防卫——专业辅助

当强烈的压力源突破了个体的第一、第二防线后导致心身疾病时，就必须及时寻求医护人员的帮助，由医护人员提供针对性的治疗和护理，如药物治疗、物理治疗和心理治疗等，并给予必要的健康咨询和教育来提高个体的应对能力，以利于康复。反之，如果医护人员辅助不及时或不当，未得到控制的压力可能导致慢性疾病或精神疾病，如溃疡性结肠炎、慢性抑郁症等，这些疾病本身又可成为压力源，而加重患者负担。

四、适应

（一）适应的概念

适应是指生物体促使自己更能适合生存的一个过程，是应对行为的最终目标。是生物体得以生存和发展的最基本特性，是区分非生物体的重要标志。个体在遇到任何压力源时，都会试图去适应它，若适应成功，身心平衡得以维持和恢复；若适应有误，就会导致患病，并需要进一步适应疾病。因此，适应是生物体调整自己以适应环境的能力，是机体维持内稳定，应对压力源和健康生存的基础。

（二）适应的层次

人类的适应可分为四个层次，这四个层次互相联系、互相影响。

1. 生理适应 生理适应是指压力源作用于机体时，机体产生的代偿性生理变化。

（1）代偿性适应 指当外界对机体的需求增加或改变时，机体将做出代偿性变化。例如，一个长期从事脑力工作的人在进行慢跑锻炼时，初期会感到心跳、呼吸加快，肌肉酸痛等不适，但坚持锻炼一段时间后，以上感觉就会逐渐消失。

（2）感觉适应 即人体对某种固定情况的连续刺激而引起的感觉强度的减弱。例如，中国有一句谚语："入芝兰之室，久而不闻其香；入鲍鱼之肆，久而不闻其臭。"说明一个人持续接触某一种气味，感觉强度就会减弱，不久就习惯了这种气味而适应。

2. 心理适应 指人们感到心理有压力时，调整自己的态度去认识压力源，摆脱或消除压力，恢复心理平衡的过程。一般可以运用心理防卫机制或学习新的行为（如放松技术）来应对压力源。心理防卫机制是一种在潜意识活动中产生的解脱烦恼，减轻内心不安，用以恢复情绪平衡的适应性心理反应，如潜抑、压抑、退化、否认、转移、反向作用、补偿、升华等。

3. 社会文化适应 社会适应是指调整个人的行为举止，使之与各种不同群体、社会规范、传统、信念等相协调。如不同家庭有不同的饮食习惯、生活习惯，新组成的家庭成员之间必须相互适应。文化适应是指调整个人的行为举止，使其与不同的文化观念、理想、风俗习惯等相适应，例如入乡随俗。

4. 技术适应 技术适应是指人们在使用文化遗产的基础上创造新的科学工艺和技术，以改变周围环境，控制自然环境中的压力源。例如利用空调改变室内温度，但现代科学技术的发展也制造了一些新的压力源，如水、空气和噪声污染等，需进一步研究与适应。

五、压力与适应理论在护理中的应用

压力对健康的影响是双向性的，它既可以损害健康，也可以有益于健康。作为护理人员，应将压力与适应的理论知识应用于护理实践，正确认识患者和自身压力，缓解或消除压力对患者及其本身造成的危害，维持身心平衡。

（一）患者常见的压力源及护理

1. 患者常见的压力源

（1）环境陌生 患者对医院环境的不熟悉、作息制度不适应、对医护人员不熟悉等。

（2）疾病威胁 患者感到严重疾病对生命造成的威胁，担心手术意外、可能致残等。

（3）与外界隔离 患者因为住院与亲人、同事、与工作环境隔离，与病友、护士之间缺乏沟通等。

（4）缺少信息　患者对所患疾病的诊断、治疗及护理不清楚，对医护人员所说的医学术语不能理解，疑虑得不到满意的答复等。

（5）自尊丧失　患者因疾病丧失自理能力，不能独立进食、正常的行走，不能按自己的意愿行事等。

2. 协助患者适应压力

（1）协助患者适应医院环境　舒适、优美、洁净、安全、安静的环境会使人心情愉快，有利于疾病的康复。病房环境包括物理环境和社会环境。物理环境包括病房的布局、颜色、温湿度、空气的流动情况等。社会环境包括患者之间的关系、医患关系、护患关系以及医院的各种规章制度等。护士应尽量为患者创造一个良好的物理环境，介绍医院的规章制度、介绍主治医生，促进同室病友彼此认识，使患者消除恐惧、不安和孤独的心理。

（2）满足患者的各种需要　人都有各种基本需要。疾病使患者的需要不能全部满足，护士应了解患者各方面的需要，在护理活动中满足患者的需要，从而降低患者心理压力，消除不良情绪，使其更好地接受治疗及护理。

（3）提供患者有关疾病的信息　护士应及时向患者提供有关疾病的诊断、治疗、护理、预后等方面的信息，会减少患者由于信息缺乏而产生的恐惧和焦虑，增加患者的自控能力和心理安全感，使患者发挥自己的主观能动性，更好地配合治疗及护理。

（4）协助患者适应其角色　护士对患者要表示接纳、尊重、关心和爱护，使其尽快适应患者角色。根据患者年龄、性别、民族、文化程度、疾病轻重不同，与其进行沟通，倾听他们的诉说，并给予解释和安慰；对住院患者，应鼓励患者主动参与治疗和护理计划，使疾病得到早日康复；对恢复期患者，要避免患者角色强化，启发患者对生活和工作的兴趣，树立信心，早日重返社会。

（5）协助患者保持良好的自我形象　患者因疾病的影响，自理能力下降，如有些危重患者连最基本的饮食、洗漱等都不能正常进行，活动也受到限制，这样往往会使患者失去自我而自卑。护士应尊重患者，用温和的态度与其沟通，协助患者生活护理，保护他们的隐私，保持患者整洁的外表，改善自我形象，从而恢复自尊和自信。

（6）协助患者建立良好的人际关系　护士应鼓励患者与医护人员、同病室病友搞好关系，融洽相处。允许家属、亲朋探视，并动员其支持、鼓励患者，使患者感受到周围人的爱护、同情和重视，从而达到心理平衡。

（二）护士的工作压力及应对

护士在工作中不可避免地会遇到各种压力源，如护理专业的问题、不良的工作环境、工作的高风险性、工作负荷过重及不规则、复杂的人际关系、社会偏见、知识缺乏、待遇低下等。这些压力源使护士易产生工作疲惫感，表现为躯体、情绪和行为的异常，如情绪不稳定、易激惹、对护理对象漠不关心等，严重时可影响护士的身心健康与工作质量。

1. 护士工作中常见的压力源

(1) 不良的工作环境　医院作为诊治疾病、提供医疗卫生保健服务的医疗机构，同时也是一个充满焦虑、变化和沟通障碍的场所。许多有毒的致病因子如细菌、病毒和核放射的威胁、拥挤的工作空间及令人不愉快的气味，都是护士不得不面对的工作环境。

(2) 紧张的工作性质　护士在工作中经常面临各种困境，如急症抢救、生离死别、新技术的开展以及各种疾病的威胁。临床上患者病种千差万别，病情变化多端，护士必须及时观察患者的病情，并做出反应，同时还要满足患者的各种需要，这些都会使护士产生工作压力。

(3) 沉重的工作负荷　由于人们对医疗卫生服务的需求日益增长，护士数量普遍不足，护士的工作负荷越来越大，加上频繁倒班，尤其是夜班搅乱了人的正常生理节律，对护士生理及心理功能、家庭生活和社交活动都有不良的影响。

(4) 复杂的人际关系　护理工作中最主要的人际关系是护患关系及医护关系。护理的服务对象是有生命、有情感的人，而且每个人都有自己的社会文化背景及生活经历，有自己的特殊生理、社会、文化、精神心理需求，而服务对象的经常流动性，会增加护理人际关系的复杂性及处理难度，这无疑会增加护士的工作压力。医护关系也是主要的压力源，医生普遍受到社会的尊重和承认，但大部分人仍认为护士只是医生的助手，而不是有专业知识的专业人员，同时医护协调上的矛盾及冲突，也会使护士产生压力。

(5) 高风险的工作性质　护士的职责和基本任务是满足患者的各种需要，使患者舒适，帮助患者恢复健康，但在紧张的工作环境中担心出差错事故也是护士的工作压力源之一。如果护士在工作中出现差错事故，如打错针、发错药等，不仅会威胁到患者的身心健康，而且护士也必须为此承担相应的责任，这种风险性给护士带来很大的心理压力。

2. 护士工作压力的应对方法　要有效应对护士的工作压力，应从个人应对和组织部门的支持双方面考虑。只有这样才能有效地减轻护士的工作压力，预防和缓解护士的工作倦怠。

(1) 各级组织、领导部门的大力支持　在《2012年推广优质护理服务工作方案》中已明确指出了切实落实护士编制，保证护士福利待遇，落实支持保障措施，同时要求加大护理培训力度。根据实际需要开展新护士规范化培训、专科培训、管理培训和创新能力培训。另外，医院应根据实际情况，制定长、短期抗职业倦怠干预培训，帮助个体构筑抗职业倦怠体系，从职业素质、身体素质、心理素质等方面促进护理队伍的群体成长。

(2) 护士个体的应对方法　护士属于职业倦怠的高发人群，已是公认的事实。作为被职业倦怠席卷的主体，必然存在着个体因素——与个体抗职业倦怠能力强弱有关。这种能力仅凭组织或个体培养均难以构筑成体系，必须有组织、个体共同参与，才可能建筑。因而，护士个体也应成为缓解自我工作压力的主体。具体方法包括：①拓展知识，改变认知；②远离指责文化，调适自我心态；③改变自我，让心智走向成熟。另外，微笑、合理安排闲暇时间也是缓解职业压力的有效方法。

总之，压力是人的一生中无法避免的现象，同时也是影响身心健康的一个重要因素。在护理工作中，存在着大量的压力源，它既能影响患者的康复和身心健康，同时也会影响护士的身心健康及护理工作质量。因此，在护理工作中，护士应灵活运用压力与适应理论知识，在做好患者的压力管理的同时，也要做好自身的压力管理，以缓解或消除患者的压力及自己的工作压力，避免工作疲惫，不断提高护理服务质量。

思考题

1. 简述马斯洛的基本需要理论的内容。

2. 医院中患者和护士常见的压力源有哪些？

3. 护理人员如何协助患者适应压力？

4. 周女士，32 岁。2 年前因单位效益差而下岗，在家操持家务，后因夫妻感情不和而离婚，有一 6 岁女随其生活，靠做钟点工维持生计。近日查出患有乙型肝炎需住院治疗，听别人说肝炎是慢性病，难以治疗且费用高，加上孩子放在亲友家不放心，非常思念。故入院后情绪极为低落，少言寡语，夜晚常暗自哭泣。问：①该患者遭遇了哪些压力源？②如果你是责任护士应如何帮助患者减轻压力？

（高占玲　魏修华）

第五章 护理程序

学习目标

1. 掌握护理程序、护理诊断概念；收集资料方法、护理病案书写。
2. 熟悉护理程序步骤、如何设定护理诊断优先次序、制定护理措施类型。
3. 熟悉评判性思维、循证护理的概念。
4. 了解护理程序发展过程、护理评价方式。

随着社会的发展，人们对健康的需求越来越高，护理工作质量的高低与人的健康息息相关，为了更好地为人们提供科学有效的健康照顾，护理界提出了护理程序。护理程序不仅是一种工作方法，还是一种思想方法，护士在护理程序的指导下，发现、确认患者存在的健康问题，并通过“质疑”、“循证”，确保健康问题的准确性及解决问题的高效性，为提高患者生命质量提供最优质的服务。

第一节 概 述

护理程序是一种系统而科学地安排护理活动的工作方法。护理程序的产生和应用，提高了健康照顾质量，推动了护理学专业化的发展。

一、护理程序的概念

程序是指一系列朝向某个特定目标的步骤或行动，护理程序（nursing process）是以促进和恢复护理对象的健康为目标所进行的一系列有目的、有计划的工作活动，是一个综合的、动态的、具有决策和反馈功能的过程。护理程序是一种科学的确认问题、解决问题的工作方法和思想方法，通过它对护理对象进行主动、全面的整体护理，使其达到最佳健康状态。

二、护理程序的发展历史

1955 年美国护理学者莉迪亚·海尔（Lydia Hall）首先提出责任制护理，强调以患者为中心实施护理。1961 年奥兰多（Orlando）在《护患关系》一书中第一次使用了“护理程序”一词，并提出了 3 个步骤：患者的行为、护士的反映、护理行动有效计划。1967 年尤拉（Yura）和渥斯（Walsh）出版了第一本权威性的《护理程序》教科书，确定护理程序有 4 个步骤：评估、计划、实施和评价。1975 年罗伊等护理专家提出护理诊断这一概念。1977 年，美国护士协会（American Nurses' Association，ANA）规定护理程序包括评估、诊断、计划、实施和评价五个步骤，并将其列为护理实践的标准，使护理程序走向合法化。

20 世纪 80 年代初期，美籍华裔学者李式鸾博士来我国讲学，将美国的责任制护理制度引入中国，以护理程序为中心的责任制护理开始实行。1994 年，美籍华裔学者袁剑云博士开始在我国推广以护理程序为核心的系统化整体护理，2002 年袁剑云博士又在我国介绍以护理程序为框架的临床路径。这些新的护理实践模式的推广，促进了护理程序在我国临床护理工作中的作用。

三、护理程序的理论基础

护理程序以系统论、人的基本需要层次理论、信息交流论和解决问题论等作为理论基础。系统论构成了护理程序的理论框架；人的基本需要论为估计护理对象的健康状态，预见护理对象的需要提供了理论依据；信息交流论则赋予护士与患者交流和沟通的知识和技巧，从而确保护理程序的顺利运用；解决问题论为确认护理对象的健康问题，寻求解决问题的最佳方案及评价效果，奠定了方法论的基础。各种理论相互关联，互相支持。

四、护理程序的特点

（一）个体性

运用护理程序时要充分考虑护理对象的个体特征，根据护理对象的生理、心理和社会需求安排护理活动，提供个体化的护理，充分体现以人为中心的指导思想。

（二）动态性

护理程序虽然按照评估、诊断、计划、实施、评价的步骤进行护理活动，但需要随着服务对象健康反应的变化，不断调整护理活动，及时做出评价并采取相应措施。

（三）普遍性

护理程序适合在任何场所、为任何护理对象安排护理活动。无论服务对象是个人、家庭、社区，无论护理工作的场所是医院、社区诊所还是保健康复机构，护士都可以应用护理程序提供护理服务。

（四）互动性

护士在护理过程中，需要与服务对象、家属、医生、同事及其他人员交流和协作，为恢复和促进护理对象的健康服务。护士应尽量调动服务对象参与配合护理活动，并增强服务对象健康意识和自我照顾能力。

（五）组织性

护理程序使护理活动有组织、按顺序有计划地进行，避免了护理活动的凌乱。

（六）科学性

从理论上看，护理程序是在其他学科的基础上结合护理理论及现代护理观而形成；从临床实践上看，护理程序的应用，使护理人员从事的护理活动更加有序、严谨。

五、护理程序对护理实践的意义

（一）对护理对象的意义

使护理对象享受到了高质量的护理服务，护理对象是护理程序的最大受益者。应用护理程序的目的是为了给护理对象提供更系统、全面、个体化、高质量的健康照顾。

在应用护理程序的过程中，护士与护理对象密切交流协作，有利于建立良好的护患关系，有利于护理对象获得良好情绪并促进康复。

（二）对护理人员的意义

护士在护理实践中运用护理程序，使护士与医生的关系由医生的助手转变为合作伙伴；护士在运用护理程序为护理对象解决问题的过程中，需要独立做出判断，独立决策，解决问题，这有利于培养护士的评判性思维与决策能力；护理程序的运用要求护士应用相关知识和技能，促进了护士在职教育及继续教育的发展，拓展了护士的知识范畴；护理程序的运用需要护士不断地与患者、家属及其他医务人员交往，这有助于提高护士的人际交往能力；当护士通过护理程序的运用使护理对象达到最佳健康状态时，又能增加护士的工作成就感。

（三）对护理专业的意义

护理程序的应用，是护理学专业化的重要标志之一，它规范了护理工作的方法，促进了护理专业的发展。它推动了护理教育的改革，对课程的设置、教学内容的安排、教学方法的应用、尤其是临床护理教育等方面都具有指导性意义。护理程序为护理管理者提供了科学解决问题的方法，对护理管理者提出了更高的要求，尤其是护理病历的书写，使护理活动有据可依，有据可查，使临床护理质量的评价有了新的突破。

第二节　护理程序的步骤

护理程序由评估、诊断、计划、实施和评价5个步骤组成，见图5-1。

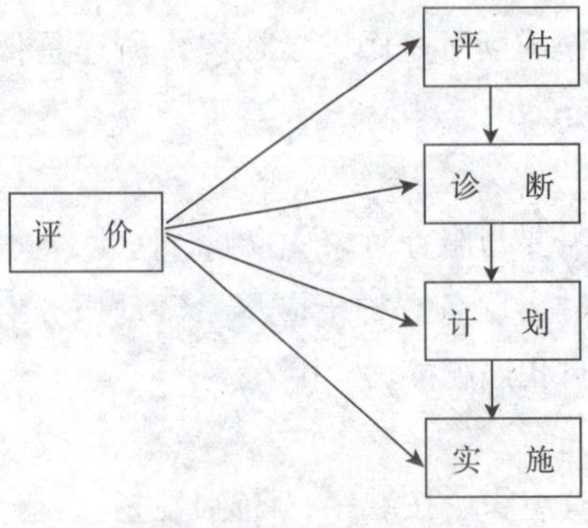

图5-1　护理程序的步骤

一、护理评估

护理评估（nursing assessment）是护理程序的第一步，是护士系统、全面地收集护理对象的资料并加以分析的过程。收集资料是否全面、可靠将直接影响护理诊断、计划的准确性。

（一）收集资料

护士通过与患者交谈、观察和护理体检等方法，有目的、有计划、有系统地收集资料。

1. 收集资料的目的

（1）为正确确立护理诊断提供依据。

（2）为合理制定护理计划提供依据。

（3）为评价护理效果提供依据。

（4）为护理科研积累资料，提供参考。

2. 资料的来源

（1）直接来源　护理对象是资料的主要来源，护理对象提供的资料是其他途径无法得到的。只要护理对象意识清楚，沟通无障碍，健康状况允许就应成为资料的主要来源。通常护理对象可以提供准确的主观资料，但某些因素可以影响资料的准确性，如沟通的环境可能导致服务对象隐瞒事实。

（2）间接来源　①与护理对象有关的人员：如亲属、朋友、同事等，他们是次要资料的来源。当护理对象处于语言障碍、意识不清、智力不全、精神障碍而无法提供资料时，护理人员需要从服务对象的亲属及有关人员处获得资料。②其他医务人员：包括医生、护士和健康保健人员等，都可以提供资料。③护理对象的医疗记录：护理对象既往疾病史和现有疾病的情况，辅助检查的资料，如各种实验室检查、病理检查等。④医疗护理文献：各种医疗护理文献可以为护理对象的病情判断、治疗和护理提供理论依据。

3. 资料的分类

（1）按照资料的来源划分　分为主观资料和客观资料。①主观资料：多为护理对象的主观感觉，即主诉，包括护理对象所经历、所感觉、所思考、所担心的内容。如“我今天觉得很疲劳”，“我头疼”，“我的病情很严重”等。②客观资料：指护理人员通过观察、体检以及借助医疗仪器检查所获得的资料，如血压下降，呼吸困难、面色发绀、心律失常等。

（2）按照资料的时间划分　分既往资料和现时资料。①既往资料：指护理对象过去与健康有关的资料，包括既往病史、治疗史、过敏史等。②现时资料：指护理对象现在与疾病有关的状况，如生命体征、睡眠、精神状况等。

4. 资料的内容　每个医院、病区收集资料的内容、侧重面都有所不同，但总的来说，收集资料应从整体护理思想出发，所收集的资料不仅涉及身体状况，还应包括其心理、社会、文化、经济等方面。一般包括：

（1）一般资料　如患者姓名、年龄、性别、民族、职业、婚姻状况、文化程度、家庭住址、宗教信仰、医疗费支付形式、电话号码、联系人、本次入院的主要原因、入院方式、医疗诊断、收集资料的时间等。

（2）过去健康状况　包括既往患病史、住院史、家族史、手术及外伤史、过敏史、传染病史、婚育史等。

（3）生活状况及自理能力　如饮食、排泄、睡眠或休息、活动、清洁卫生状况、烟酒嗜好、活动方式等。

（4）护理体检　主要项目包括身高、体重、生命体征、意识、瞳孔、皮肤、口腔黏膜、四肢活动度、营养状况及心、肺、肝、肾的主要阳性体征。

（5）心理社会状况　包括情绪状况、自我感知、自我概念、个性倾向、性格特征，对疾病的认识态度，对康复有无信心，对护理的要求，希望达到的健康状态，患者的人际关系、社会关系与支持程度，经济状况，工作环境等。

5. 收集资料的方法

（1）交谈　是指人与人之间交换思想、观点、情况和感情的过程，是收集资料的主要方法。护患之间进行交谈时，要注意以下几个方面：①安排合适的环境。谈话环境要安静、舒适、不受干扰，并有适宜的照明，让患者在较放松、较少压力的情况下，陈述自己的内心感受。②说明交谈的目的及需要的时间。正式交谈前向患者交代交谈的目的、大约所需的时间，让患者有心理准备。③引导患者抓住交谈的主题。护士事先准备好交谈的提纲，交谈中引导患者按顺序讲出所需要的资料，首先收集一般资料，然后转向主诉，再引向过去史、个人史、家族史、心理社会情况等。当患者叙述时，不要随意打断或提出新的话题，但要有意识地引导患者抓住主题。交谈告一段落，可按交谈内容做一小结。离开前要向患者致谢。交谈中注意运用沟通技巧，关心体贴患者，通过交谈与患者建立起相互信任的关系。

（2）观察　是指护士通过视、触、听、嗅等感官及辅助工具来获取患者资料的方法。与护理对象的接触就意味着观察的开始，观察与交谈同时进行。除注意护理对象的外貌、体位、步态、个人卫生、精神状况外，还应观察护理对象的心理反应及所处的环境状况，可发现一些不明显的、潜在的护理问题。

（3）护理体检　是评估中收集客观资料的方法之一。护士要运用视诊、触诊、叩诊、听诊等方法，对患者进行全面的体格检查。重点放在护理评估中出现问题的地方，并侧重于身体各部分、各系统的基本功能。

（4）查阅　查阅患者的医疗、护理记录，实验室检查报告、文献资料等。

（二）整理资料

整理资料是对收集到的资料进行核实、分类、筛选、分析的过程。

1. 资料的核实　为保证所收集的资料真实、准确，需要重新核对、确认。如患者自诉“我感觉在发热”，则需要护士测量体温进行核实。

2. 筛选、分析、记录　将收集的资料加以分析、筛选，剔除对患者健康无意义的资料，发现健康问题，做出护理诊断，并将所获得的资料完整记录。

二、护理诊断

护理诊断（nursing diagnosis）是护理程序的第二步，是护士对评估所得的资料进行分析和判断的过程。护理诊断为护理计划的制订提供了依据，为护理活动的实施和评价奠定了基础。

（一）护理诊断的定义

护理诊断是关于个人、家庭、社区对现存或潜在的健康问题及生命过程反应的一种临床判断，是护士为达到预期结果选择护理措施的基础，这些结果是应由护士负责的。

（二）护理诊断的分类

北美护理诊断协会（North American Diagnosis Association，NANDA）2000 年第 14 次会议讨论并通过了分类法Ⅱ。其包括 13 个领域、46 个级别、104 个诊断概念和 155 项护理诊断，见附录一。

（三）护理诊断的组成

护理诊断由名称、定义、诊断依据及相关因素组成。

1. 名称 名称是对护理对象健康状况的概括性描述。名称分现存的、潜在的及健康的三种类型，以现存的和潜在的护理诊断最常见。应尽量使用 NANDA 认可的护理诊断名称，有利于交流和护理教学的规范。

（1）现存的护理诊断 是指个人、家庭、社区护理对象目前已存在的健康问题。如“体液不足：与液体丢失过多有关”等。

（2）潜在的护理诊断 指护理对象目前尚未发生，但有危险因素存在，若不进行预防处理，极有可能发生的问题。如“有孤独的危险”、“有误吸的危险”。

（3）健康的护理诊断 是指个人、家庭或社区从特定的健康水平向更高的健康水平发展的护理诊断。如“执行治疗方案有效”、“母乳喂养有效”。

2. 定义 是对诊断名称的一种清晰、正确的表达，并以此与其他诊断相鉴别。如体温过高的定义为：个体处于体温高于正常范围的状态。

3. 诊断依据 诊断依据是做出护理诊断的临床判断标准，是确定护理诊断成立时必须存在的症状、体征及有关病史。诊断依据分为主要依据和次要依据。

（1）主要依据 是形成护理诊断时必须存在的症状、体征及有关病史，是护理诊断成立的必要条件。

（2）次要依据 指形成护理诊断时，可能出现的症状、体征及病史，对护理诊断起支持作用，是诊断成立的辅助条件。

4. 相关因素 相关因素是指影响个体健康状况的直接因素、促发因素或危险因素。常见的相关因素包括以下几方面：

（1）病理生理因素 指与病理生理改变有关的因素。如“气体交换受损”的相关因素可能是肺组织有效换气面积减少。

（2）治疗因素 指与治疗措施有关的因素。如药物的副作用及手术创伤。如“语言沟通障碍”的相关因素可能是气管插管。

（3）心理因素　与护理对象心理状况有关的因素。如“活动无耐力”可能由患者的严重抑郁状态引起。

（4）年龄因素　指生长发育或成熟过程中与年龄有关的因素。如老年人“躯体移动障碍”的相关因素可以是机体老化所导致的活动能力减弱。

（5）情景因素　指环境、情景等方面的因素。如环境陌生、各种压力刺激等。

5. 护理诊断举例

名称：清理呼吸道无效

定义：个体不能清除呼吸道分泌物或阻塞物使呼吸道不能保持通畅的状态。

诊断依据：

主要依据

（1）无效咳嗽或咳嗽无力。

（2）无力排除呼吸道分泌物或阻塞物。

次要依据

呼吸节律、频率、深度的变化，分泌物黏稠，烦躁不安、口唇发绀，呼吸音异常。

相关因素

（1）病理生理因素　呼吸系统感染，因疼痛咳嗽无效，神经系统疾病使咳嗽反射受抑，患者的感知、认知障碍。

（2）治疗因素　麻醉药、镇静安眠药抑制咳嗽反射，手术导致咳嗽无力或无效，医疗性限制卧床过久等。

（3）情景因素　过度疲劳、焦虑、恐惧、缺乏咳嗽知识。

（4）年龄因素　新生儿咳嗽反射低下，老年人反射迟钝、咳嗽无力、活动少。

（四）护理诊断的陈述

护理诊断的陈述包括三要素，即问题（problem，P）、相关因素（etiology，E）、症状与体征（signs and symptoms，S），又称 PSE 公式。常见的陈述方式有三种。

1. PES 公式陈述法　多用于陈述现存的护理诊断。

例如，恐惧：焦躁不安、害怕、颤抖，与大出血危及生命有关。
　　（P）　　　　（S）　　　　　　　（E）

2. PE 公式陈述法　多用于“有危险的”诊断。

例如，有皮肤完整性受损的危险：与局部组织长期受压有关。
　　　（P）　　　　　　　　　　　（E）

3. P（问题）陈述法　健康促进性的护理诊断可采用 P 陈述法。

例如，寻求健康行为（P）。

（五）医护合作性问题——潜在并发症

在临床护理实践中，护士常遇到一些问题无法包含在 NANDA 制定的护理诊断中，而这些问题需要护士提供护理措施，因此，提出了合作性问题的概念。合作性问题是由护士与医生共同合作才能解决的问题，多指因脏器的病理生理改变所致的潜在并发症。并非所有的并发症都是合作性问题，能够通过护理措施干预和处理的，属于护理诊断；护士不能预防和独立处理的才是合作性问题，对于合作性问题，护士应将监测病情作为护理的重点，及时发现护理对象并发症的发生及情况变化，并运用医嘱和护理措施共同处理，减少并发症发生。

医护合作性问题的陈述方式是“潜在并发症：……”。例如，潜在并发症：心律失常。潜在并发症（potential complication），简写为 PC，故也可陈述为“PC：充血性心力衰竭”。以下是医护合作性问题与护理诊断的区别，见表 5－1。

表 5－1 医护合作性问题与护理诊断的区别

项目	护理诊断	医护合作性问题
描述内容	对个人、家庭、社会的健康问题及生命过程反应的一种临床判断	个体脏器的病理生理改变所致的潜在并发症
护理措施	减轻消除病痛，促进健康	预防监测并发症的发生，观察病情变化，医护共同干预
预期目标	需要提出预期目标	不需要，不是护理职责范围内独立解决的
决策者	护理人员	医护双方
陈述方式	胸痛：与心肌缺血有关	潜在并发症：心律失常

（六）护理诊断与医疗诊断的区别

医疗诊断是用于确定一个疾病或病理状态的医疗术语，它与护理诊断具有不同的含义，主要区别见表 5－2。

表 5－2 护理诊断与医疗诊断的区别

项目	护理诊断	医护合作性问题
研究对象	对个人、家庭、社会的健康问题及生命过程反应的一种临床判断	对个体病理生理变化的一种临床判断
描述内容	是个体对健康问题的反应	是一种疾病
适用范围	适用于个人、家庭、社会的健康问题	适用于个体的疾病
职责范围	在护理职责范围内进行	在医疗职责范围内进行
数量和变化情况	可有多个诊断，随护理对象反应的变化而不断变化	一般只有一个，在疾病过程中保持不变
决策者	护理人员	医疗人员
举例	疼痛：胸痛，与心肌缺血缺氧有关	冠心病

（七）书写护理诊断的注意事项

1. 使用统一的护理诊断名称 尽量使用 NANDA 认可的护理诊断名称，名称应简明、准确、规范。一项护理诊断只针对一个健康问题。

2. 正确陈述和确定相关因素陈述时通常使用 “与………有关”的方式，但对有关“知识缺乏”的护理诊断的陈述，如果使用以上陈述方式则不合逻辑，应采用“知识缺乏：缺乏×××（方面的）知识”、如“知识缺乏：缺乏母乳喂养的知识”。在确定相关因素时，必须找出导致健康问题的原因，避免与临床表现相混淆，这样有利于指明护理方向，制定护理计划和措施。

3. 贯彻整体护理观念 患者的诊断、依据、相关因素都应包括护理对象生理、心理、社会各方面，以体现整体护理观念。

4. 避免混淆的内容 避免与护理常规、措施、医疗诊断相混淆。

5. 避免使用可能引起法律纠纷的词句 护理诊断的描述应避免使用可能引起法律纠纷的词句，以免对护理人员造成伤害。如“皮肤完整性受损：与护士未及时给患者翻身有关”。

三、护理计划

护理计划（nursing planning）是护理程序的第三个步骤，是针对护理诊断制定的具体护理措施，是护理行动的指南。

护理计划包括四方面的内容：排列护理诊断的顺序，确定预期目标，制订护理措施，护理计划成文。

（一）排列护理诊断的顺序

护理问题往往不是单一存在，为便于护理对象健康问题的及时、有效解决，在计划阶段应首先排列出问题解决的先后顺序，排序时对服务对象生命威胁最大的问题放在首位，其他的依次排列。

1. 护理问题的分类 根据护理问题的重要性和紧迫性将护理问题进行分类。

（1）首优问题 指威胁生命，需要立即解决的问题。如气体交换受损、心排血量减少、清理呼吸道无效、不能维持自主呼吸、严重体液不足等问题。

（2）中优问题 指虽然不直接威胁生命，但造成护理对象身心痛苦，严重影响其健康的问题。如急性疼痛、体温过高、焦虑、恐惧等。

（3）次优问题 指那些个人在应对发展和生活变化时所遇到的问题。如社交孤立、角色冲突等。这些问题虽然不如生理、安全需要问题迫切，但同样需要护士给予帮助解决，使其达到最佳健康状态。

首优、中优、次优问题的顺序在护理过程中是可以改变的，随着病情的变化，威胁生命的问题得以解决后，中优、次优问题可以上升为“首优问题”。

2. 排序原则

（1）危及护理对象生命的问题排在首位。

（2）按需要层次理论进行排序，先解决低层次问题，后解决高层次问题，必要时适当调整。

（3）注重护理对象的主观感受，满足护理对象的需求。患者对自己的需求，特别是较高层次的需求，最清楚、最具发言权，因此护理对象认为最迫切的问题，如果与治疗、护理方案不冲突的情况下，尽可能尊重患者，优先解决。

（4）关于潜在的问题 一般现存的问题优先解决，但如果潜在的问题性质严重，会危及患者的生命时，应列为首优问题。如大面积烧伤的患者处于休克期时，有“体液不足的危险”应列为首优问题。

（二）确定预期目标

预期目标又称预期结果，指服务对象接受护理后，期望能够达到的健康状态、行为、情感的改变。目标是评价的标准，是针对诊断而提出的，每个护理诊断都应有相应的目标。

1. 目标的分类 分长期目标和短期目标。

（1）短期目标 指在较短时间内（一般指1周内）可达到的目标。如“患者出血在2小时内得到控制”、“两天内患者能够顺利咳出痰液”。

（2）长期目标 需要较长时间（1周以上）才能实现的目标。长期目标往往需要一系列短期目标才能实现。如“患者出院前说出饮食治疗的具体措施”“患者2个月内能做到基本生活自理”。

2. 目标的陈述方式 预期目标的陈述方式为：主语＋谓语＋行为标准＋条件状语。

（1）主语 是指护理对象或护理对象的一部分。如患者，患者的皮肤、体温等。若护理对象充当主语时，可被省略。

（2）谓语 是指主语将要完成且能被观察到的行为。

（3）行为标准 是指主语完成该行为将要达到的程度，包括时间、距离、速度、次数等。

（4）条件状语 是指护理对象完成该行为所具备的条件状况。此项不一定在每个目标中都出现。

例1：	出院前	患者	说出	饮食治疗的	具体措施
	时间状语	主语	谓语	条件状语	行为标准
例2：	患者	2个月内	做到	生活自理。	
	主语	时间状语	谓语	行为标准	

3. 制订目标的注意事项

（1）目标应以护理对象为中心 目标是护士期望护理对象接受护理后的改变，是护理活动的结果，而非护士行为或护士采取的护理措施。目标应说明护理对象将要做什么、怎么做、什么时候做、做到什么程度。

（2）目标应有针对性 一个预期目标只能针对一个护理诊断，一个护理诊断可有多个预期目标。

（3）目标应是可测量、可评价的 目标中的行为标准应具体，避免使用含糊不清、不明确的词，如增强、了解、适量、减少等词语，不同的护士对其理解可能不同，且不方便评价，应尽量避免。

（4）目标应切实可行 确定护理目标应考虑护理对象的既往经历、身心状况、智力水平、经济条件、社会支持系统及医院的条件、设施、护士的专业能力等。如让肺源性心脏病呼吸困难的患者“2天内说出呼吸功能训练的方法”，让没有能力购买血糖测定仪的患者“出院前学会用血糖测定仪测血糖浓度”等。

（5）目标应有互动性 鼓励护理对象参与目标的制定，可以使护理对象认识到他对自己的健康应承担责任，主观上愿意积极配合，保证目标的实现。特别是一些与自尊、家庭、沟通有关的问题，必须有护理对象的参与才能解决。

（6）关于潜在并发症的目标　潜在并发症是合作性问题，仅通过护理措施往往无法阻止其发生，护士的任务主要是监测并发症的发生和发展。因此，潜在并发症的目标可以写成“并发症被及时发现并得到及时处理”。

（三）制订护理措施

护理措施又称护理干预，是护士帮助护理对象实现预期目标的护理活动和具体实施方法。制定护理措施，是护理人员依据自身的专业知识和实践经验，围绕护理对象的护理诊断，运用评判性思维做出的综合决策过程。

1. 护理措施的分类

（1）独立性护理措施　指护士运用科学的护理知识和技能，独立进行的护理活动。包括：①帮助护理对象完成日常生活和协助自理活动，如协助进食、洗漱、入厕、活动等；②治疗性护理措施，如吸痰、给氧、雾化吸入、观察用药后毒副作用等；③危险问题的预防，如坠床的预防，皮肤感染的预防等；④对护理对象提供心理支持，及对护理对象病情和心理社会反应进行监测和观察；⑤为护理对象及其家属提供健康教育和咨询；⑥制定出院计划。

（2）合作性的护理措施　指护士与其他医务人员共同合作进行的护理活动，如护士与营养师一起讨论符合护理对象的饮食计划。

（3）依赖性护理措施　指护士遵照医嘱执行的护理活动，如遵医嘱给药。

2. 制定护理措施的注意事项

（1）护理措施必须具有科学性　护士应以循证护理为基础，运用最新最佳的科学证据，结合个人技能和临床经验，充分考虑护理对象的需要，选择并制定适宜的护理措施。

（2）护理措施应有针对性　护理措施应针对护理目标而制定。

（3）应明确、具体、全面　护理措施要明确执行时间、具体内容、方法，便于措施的执行和检查。如连续监测生命体征，应注明间隔多长时间测量和观察一次。

（4）护理措施应切实可行、因人而异　制定护理措施时应考虑：①护理对象的具体情况，为护理对象制定个体化的护理方案。②医院、病区现有的设施、条件、人员的数量和技术水平等。

（5）护理措施应保证护理对象的安全　如用药的安全、功能锻炼的安全等。

（6）应与其他医疗措施保持一致　制定护理措施时应参阅医嘱和有关病历记录，意见不同时应与其他医务人员协商，达成共识，否则容易让患者不知所措，造成不信任感。

（7）鼓励护理对象参与制定护理措施。

（四）书写护理计划

1. 护理计划单　护理计划是指将护理诊断、预期目标、护理措施以一定的格式记录下来。各个医疗机构护理计划的书写格式不尽相同，一般都有护理诊断、预期目标、护理措施和效果评价四个栏目。见表5-3。

表5-3 护理计划单

姓名______ 科别______ 床号______ 住院号______

开始日期	护理诊断	预期目标	护理措施	效果评价	停止日期	签名
2009-10-5	口腔黏膜改变：与真菌感染有关	1. 患者住院期间能顺利进食且疼痛感减轻或消失 2. 患者口腔黏膜炎症溃疡逐渐治愈	1. 向患者及家属解释口腔黏膜改变的原因、临床表现、防护措施。 2. 口腔护理每天2次用5%碳酸氢钠漱口溶液漱口 3. 患者用吸管进流质饮食，温度适宜 4. 病情好转后用小头软毛牙刷刷牙，动作轻柔 5. 考虑与化疗副作用有关，与医生商讨必要时暂停治疗	患者疼痛感减轻并逐渐消失 口腔黏膜炎症溃疡治愈	1~12.	李丽

2. 标准护理计划单 护理计划单可以让护士充分运用所学知识、积极思考，根据患者的具体资料制定个性化的护理方案，但书写内容过多、费时费力。为了减少书写时间、减轻工作负担，临床上各医院、病区针对常见病、多发病的常见护理诊断，制定了相应的护理目标和护理措施，并用统一的形式书写，形成了标准护理计划。这样在护理某一疾病的患者时，只需拿一份该疾病的标准护理计划单，从中挑出适合该患者的部分即可，标准计划中缺少的个别的护理诊断、预期目标和护理措施，可作为附加的护理计划补充在标准计划后面，构成一份完整的护理计划单，保存在护理计划中。

标准护理计划单可以减少书写时间、减轻工作负担，较适合临床实践，但注意不能照搬标准护理计划，应针对个案选择护理计划，添加标准计划上没有列出的问题、措施。这样，既能发挥标准护理计划的优点，又可以为患者提供个性化的护理，提高护理质量。

四、护理实施

护理实施（nursing implementation）是护理程序的第四步，将护理计划付诸于实施的过程。通过实施，可解决护理问题，并可以验证护理措施是否切实可行。实施过程包括实施前准备、实施、实施后记录。

（一）准备

护理对象的情况是不断变化的，实施前应再评估。如果发现计划与护理对象目前的情况不符合，应立即修改，执行护理措施前护理人员应了解自己的知识储备及技术水平是否能胜任实施要求，如有欠缺应及时补充或请求其他护士协助。护理操作前应预测操作带来的风险及可能出现的并发症，做好防范措施，避免或最大程度减少对护理对象的损害，保证操作安全。对实施时需要的人员、设备、物品、时间及环境应充分评估，并合理安排。

（二）实施

实施指执行护理措施，应将所计划的护理活动集中安排，组织落实。执行过程中与其他医务人员协调配合，保持医疗活动与护理活动的统一。注重与护理对象沟通，适时给予支持、安慰和健康教育。观察护理对象的效果，注意有无新的健康问题发生，及时评价，为进一步修正护理计划提供资料。

（三）记录

护理记录是一项很重要的工作，记录要求及时、准确地反映护理对象的健康问题及病情变化，描述要客观、简明扼要、重点突出，使用专业术语，不得漏记、涂改。

1. 记录的目的

（1）描述护理对象接受护理照顾期间的全部经过。

（2）便于其他护理人员了解护理对象的情况。

（3）作为护理工作效果与质量检查的评价依据。

（4）为护理研究提供原始资料。

（5）为处理医疗纠纷提供依据。

2. 记录的内容 护理记录的主要内容包括：实施护理措施后护理对象和家属的反应及护士观察到的效果；护理对象出现的新的健康问题，相应采取的治疗及护理；对护理对象身心状态的评价等。

3. 记录的格式 护理记录的方式有多种，比较常用的是 PIO 格式（护理问题、措施、结果），SOAP（主观资料、客观资料、实施、评价），SOAPIE 格式（主观资料、客观资料、评估、计划，实施、评价）等格式。见表 5－4。

表 5－4 护理记录单

姓名________ 科别________ 床号________ 住院号________

日期	时间	护理记录（PIO）	签名
2009－5－6	9：00	P. 气体交换受损：与肺气肿引起的有效通气面积减少和肺部感染有关 I.（1）持续低流量单侧鼻塞管给氧，每分钟 2L （2）严密监测生命体征及 SPO_2 变化，及时采集血气分析，并立即送检，以免影响检测结果 （3）遵医嘱予以头孢曲松钠 4g，每天两次静脉滴注，保证准确及时用药，注意观察药物副作用	李丽
2009－5－12	10：00	O. 患者胸闷憋气呼吸困难消失，感到舒适	王玲

五、护理评价

评价（evaluation）是护理程序的最后一个步骤，是将实施护理计划后护理对象的健康状况与预定的目标比较，按评价标准对护士执行护理程序的效果、质量做出评定的过程。

（一）评价的方式

（1）医院质量控制委员会检查。

（2）护理查房。

（3）护士长、护理教师、护理专家的检查评定。

（4）护士自我评定。

（二）评价的内容

1. 组织管理的评价　即对护理机构的管理方式、经济状况、人员配备、设备情况等的评价。尤其是对病区护理的组织管理是否有效地保证了护理程序的贯彻执行的评价尤为重要。评价的内容有各种护理文件的规范性、护士分工的组织形式、各类护理人员履行职责情况、病区的环境调节等是否利于护理程序的实现。

2. 护理过程的评价　指检查护士进行护理活动的行为过程是否符合护理程序的要求。

3. 效果评价　评价中最重要的部分，评价护理对象身心健康状况是否达到了预期目标。

（三）评价的步骤

1. 收集资料　收集执行护理措施后护理对象目前健康状态的资料。

2. 判断效果　对照各项评价标准，衡量目标实现程度及各项工作达标情况。目标的实现程度有三种：①目标完全实现；②目标部分实现；③目标未实现。

例如预期目标为“患者1周后能行走100米。”1周后评价的结果为：

患者已能行走100米——目标完全实现。

患者能行走50米——目标部分实现。

患者拒绝下床行走——目标未实现。

3. 分析目标未实现的原因　通常可以从以下几个方面进行分析。

（1）所收集的资料是否真实、正确、全面。

（2）护理诊断是否正确，导致护理诊断的不准确的原因有：资料收集不准确、没有按照诊断依据进行诊断、寻找的相关因素不准确。

（3）制定的目标是否正确，是否具有针对性、切实可行。如目标超出护理专业范围，超出护士或患者的能力和条件，使目标无法实现。

（4）护理措施是否有效，执行过程是否出现偏差。

（5）患者的病情是否发生了变化。

（6）患者及家属是否配合。

4. 重新修订护理计划

（1）停止　对已实现的护理目标，停止原有的所有护理措施。

（2）继续　目标、措施正确，护理问题有一定程度改善，但未彻底解决，继续执行计划。

（3）取消　原认为可能存在的护理诊断，经分析和实践验证不存在了，可予以取消。

（4）修订　目标部分实现或未实现的护理诊断，要对原因进行分析、找出问题所在，修正不适当的诊断、目标、措施。

（5）增加　在评价过程中发现了新的护理问题，应将护理诊断、护理措施、预期目标加入到护理计划中。

第三节　科学思维方式与护理实践

在护理程序的运用过程中，护士需要运用评判性思维及循征护理所提供的证据对临床问题进行综合分析、推理判断，才能有效地解决各种问题，提高护理质量。

一、评判性思维

（一）评判性思维的概念

评判性思维（critical thinking），又译为批判性思维，其中“critical”一词来源于希腊词“kritikos”，具有提出疑问、弄清本质，并加以分析、判断的意思。在20世纪30年代德国法兰克福派的学者首先提出，到20世纪80年代后被逐渐引入护理领域，经过多年的发展，已成为护理学科重要的组成部分。评判性思维能力是当今护士应具备的核心能力之一。评判性思维是指个体在复杂的情景中，运用已有的知识经验，对问题及解决方法进行选择、识别、假设，在反思的基础上进行分析、推理、做出合理判断和正确取舍的高级思维方法。

（二）评判性思维的特点

1. 自主性和创造性　评判性思维的过程是一种求异思维的过程，个体通过独立思考，形成自己的具有创造性的见解。

2. 理性思考和审慎判断　评判性思维是在广泛收集资料，以原因和证据为基础，经过严密思考后下结论的思维方法。

3. 博采众长　评判性思维同时还注重探寻各家所长，吸取其中有意义部分为已所有。

（三）评判性思维的层次

评判性思维的发展从低到高有三个层次：基础层次、复杂层次和尽职层次。评判性思维的层次可以影响临床问题的解决，处于评判性思维不同层次的护士，对相同问题解决方式、有效性有较大差别。

1. 基础层次　基础层次是建立在一系列规则之上的具体思维。此层次的护理人员相信专家对每个问题都有正确答案，坚信所有问题只有一个正确答案。此阶段的护士会参照操作的规范程序手册，遵循操作步骤一步一步执行，不会调整步骤以满足患者的独特需要。

2. 复杂层次　此层次的个体开始走出权威，认识到问题有多种解决方法，而且每种方法都各有利弊，解决问题时会依据具体情况，进行独立的分析、检验，并选择合适的解决方法。

此阶段的护士思维能力得到了提高，增强了主动性，变得越来越有创造性，面临复杂的情况时，会冲破标准规程和政策的束缚进行思考，用不同的方法解决同一问题。

3. 尽职层次 在专业信念的指导下，在维护服务对象利益的基础上，护士进行专业决策，并为此承担相应的责任。护士对各种复杂问题的备择方案进行思考，根据方案的可行性来选择行为并实施。有时甚至会按照自己的经验和知识，选择延迟行动或不采取行动。护士做出的一切决策必须在专业所允许的范围内，充分考虑后果后做出的。

（四）评判性思维的组成要素

评判性思维的组成要素包括专业知识、护理经验、思维技能、情感态度因素。

1. 专业知识 专业知识包括医学基础知识、社会人文知识和护理学知识。护士评判性思维能力的高低与专业知识的深度和广度有关。在进行评判性思维时，必须具备相应的专业知识，才能准确地判断服务对象的健康需要，做出合理的推理及决策。

2. 护理经验 护理经验是评判性思维的第二组成要素，护士只有在具备护理实践经验的基础上，才能发展其临床实践中的评判性思维能力。在实践中，护士通过分析患者的病情，根据以往的经验进行积极的反思，从而形成新的护理经验。

3. 思维技能 思维技能是评判性思维的核心，评判性思维技能包括评判性分析、演绎推理、归纳推理等。

（1）评判性分析 是指用一系列问题去鉴别信息和观点，获得具体情况的真实信息，无效的信息和观点则丢弃。常用的评判性分析问题有以下四个：①核心问题是什么？②潜在的假设是什么？③所得到的证据有效吗？如证据是否陈旧，是否带有情感性或偏见，是否足够和有效，关键术语定义是否清晰，与现有的资料是否有关联，问题是否得到正确识别。④结论可接受吗？如结论是否正确，是否适用，有无价值冲突。

（2）归纳推理和演绎推理 归纳推理和演绎推理是逻辑思维的基本方法，是进行评判性思维时常用的两种思维技能。

归纳推理是指从一系列的事实或科学观察中概括出一般性知识（原则、规律、原理）的思维方法。例如当观察到患者面色苍白、皮肤湿冷、血压下降、心律增快、脉搏细弱时，可归纳出患者出现了休克。

演绎推理是从一般性知识中引出特殊或个别性知识的思维方法。例如，护士运用需要理论对具体的患者资料进行分类，从而确定患者是否有排泄、营养或安全等需要问题。

4. 情感态度因素 情感态度因素是评判性思维过程中应具备的人格特征，评判性思维者应具有自信负责，诚实公正，好奇执着，谦虚谨慎，独立思考，富有创造性的情感态度。

（五）发展评判性思维应注意的要点

每个人都能获得一定水平的评判性思维能力，并成为一个高效的解决问题者和决策者，以下是发展评判性思维的应注意的几点。

（1）自我评估护士要经常反思自己是否具备评判性思维态度。确定哪些态度已经具备，哪些态度很少或完全不具备。对曾令自己后悔的决策情况进行反思，分析思维的过程和态度，对自己评判性思维技能和态度中的弱点进行鉴别。

（2）接纳不一致和不确定，培养公正态度，增加宽容度，包容与自己信念、观点相矛盾的事物，多收集一些与自己观点对立的信息，给自己提供理解和学习他人观点的机会。

在增加宽容度的同时注意采用延迟判断，延迟判断是指在一段时间内容纳不确定性。如有些问题很复杂，不可能很完美地解决，那就需要延迟判断，但延迟判断不适用于需迅速采取行动的急诊情况。

（3）创造评判性思维的氛围注意建立评判性思维的氛围，积极创建一个鼓励不同意见，公正检验不同观点、意见的激励性环境。在做出结论前应仔细地检验证据，避免“群体思维”，即不假思索地服从群体意愿的倾向。

二、循证护理

循证护理（evidence - based nursing）是循证医学的一个分支，是随着循证医学的产生与发展而出现的。自20世纪90年代发展至今，已经初具规模。循证护理是一种观念，如同整体护理一样，正逐渐深入到护理工作的各个领域。循证护理改变了护士凭经验和习惯进行护理的行为，提高了护理工作的科学性和有效性。

（一）循证护理的概念

循证护理又称实证护理，即遵循证据的护理，指慎重、准确地应用当前可靠的科学研究结果为依据，对护理对象实施护理。循证护理的核心思想是批判性的接受现有的专业知识，寻找现有专业知识有关的先进的科学证据，应用于临床，并在实践中得到论证。循证护理的应用使护理学科向以科学为基础的有证可循的现代护理发展。

（二）循证护理的特征

循证护理具有以下内容为基础的特征。

（1）需要高素质的护理人员　高素质的护理人员是循证护理实施的主体，是循证护理的必备条件。护理人员丰富的理论知识、护理技能及临床经验，有助于循证问题的提出，而证据的运用更是与护士的专业技能及临床经验有关。

（2）可利用的最佳的研究证据针对护理对象的不同问题，准确、明智地运用当前所能获得的最佳研究证据为其提供服务，而不是单纯地凭经验去处理护理对象的护理问题。

（3）临床流行病学的基本方法和知识因为最佳证据的筛选，文献质量的判断，文献报道的研究结果的真实性的分析等而都应用到了流行病学的基本方法和知识。

（4）患者参与的护患关系如何直接影响到循证护理的实践结果。在实施循证护理的过程中，要求患者给予合作和接受，以保证护理活动的最佳效果。

（三）循证护理的步骤

1. 明确问题　明确需要解决的问题，有助于护士明确需要寻找的证据。

2. 寻求证据　对所提出的问题进行系统的文献查询，寻找相关证据。

3. 评价证据 对证据的科学性、可行性、适宜性、有效性进行严格评价，并进行汇总。

4. 应用证据 将收集的证据用于实践，检验论证。使用证据应结合临床具体环境、条件及患者的个体情况。

5. 评价证据应用后的效果 循证护理、评判性思维及护理程序在护理活动中，是相互渗透、互为因果的关系。护理人员在实施护理活动前，需要寻求护理证据，即循证过程，同时也是一个复杂的思维判断过程，是一个有组织、有秩序的活动过程；同样，护理程序的实施过程，融进了评判性思维及循证护理的内容，以保证护理活动更加科学、准确、高效。

病案举例

患者，女，43 岁，反复咳嗽、咳痰 20 余年，活动后憋气 10 余年，加重伴发热 1 周入院。患者 10 年前因受凉后出现咳嗽、咳痰，反复发作。5 年前出现活动后气促、胸闷进行性加重，咳嗽、咳痰，迁延不愈，反复发作。1 周前患者受凉后上述症状加重，咳黄色黏痰，黏稠不易咳出，伴有发热，体温最高达 39℃，无畏寒、寒战。患者近 2 天因病情影响，焦虑、烦躁不安，夜间不能平卧入睡，生活不能全部自理，近 3 天每顿只喝了一小碗稀粥，大小便正常。查体：T 38.0℃，P 104 次/分，R 28 次/分，BP 120/80mmHg。神志清，半坐位，喘憋貌，口唇发绀，颈静脉怒张，桶状胸，呼吸急促、表浅，双肺呼吸音低，布满哮鸣音，双肺底可闻及湿啰音。辅助检查：WBC：9.89×10^9/L，N：84.8%，L：7.6%。血气分析：pH：7.36，PaO_2 56mmHg，$PaCO_2$ 68mmHg，HCO_3^-：39.3mmol/L，SaO_2：93%。

护理诊断：

1. 气体交换受损 与肺气肿引起的有效通气面积减少和肺部感染有关。

诊断依据：①诉胸闷、憋气；②血气分析 PaO_2 56mmHg，$PaCO_2$ 68mmHg，SaO_2 93%。③唇发绀、呼吸急促。

预期目标：①患者胸闷、憋气在 3 天内逐渐减轻。②患者血气分析在 1 周内逐渐改善。

护理措施：

（1）氧疗 给予持续低流量吸氧，2L/min，改善患者的缺氧症状。

（2）严密监测生命体征及 SaO_2 变化，及时采集血气分析，并立即送检，以免影响检查结果。

（3）遵医嘱应用抗生素头孢曲松钠 3.0g 每天两次静脉滴注，注意观察药物副作用。

（4）让患者卧床休息，减少活动量，降低耗氧量。

（5）遵医嘱使用呼吸兴奋剂。

（6）遵医嘱使用强心、利尿剂。

2. 清理呼吸道无效 与痰液黏稠及咳痰无力有关。

诊断依据：痰液黏稠，咳痰无力，口唇发绀。

预期目标：保持呼吸道通畅，患者能够有效排痰。

护理措施：

（1）雾化吸入每天2～3次，稀释痰液，促进排痰，可加入庆大霉素、α糜蛋白酶等。

（2）保持室内空气新鲜，温度适宜，温度18～22℃，湿度60%～70%。

（3）备好吸痰器及气管插管用物，观察患者的咳嗽、咳痰情况，一旦出现痰液阻塞情况，及时吸出痰液，开放气道。

（4）指导患者有效排痰，病情好转后让患者多喝水。

3. 潜在并发症 肺性脑病，与肺部感染有关。

预期目标：护士及时发现并及时通知医生处理。

护理措施：

（1）密切观察病情变化，如发现患者神志淡漠，嗜睡、烦躁，肌肉震颤，应及时采取措施。

（2）随时监测血液的变化，纠正高碳酸血症。

（3）备好抢救药品及物品，随时机械通气。

4. 恐惧 与预感生命受到威胁有关。

诊断依据：①患者焦虑、恐惧、烦躁不安。②疾病反复发作，病情严重。

预期目标：2天内患者的恐惧感减轻。

护理措施：

（1）做好心理护理，向患者讲解肺心病患者治疗的预后情况。

（2）向患者解释积极配合治疗的意义。

（3）安慰、关心患者，满足患者的生活需求，给予患者心理支持。

5. 自理缺陷 与患者重度呼吸困难有关。

诊断依据：患者活动后呼吸困难加重，生活不能全部自理。

预期目标：满足患者的生活需求。

护理措施：

（1）向患者解释减少活动量，卧床休息，可降低耗氧量。

（2）加强巡视，关心体贴患者，鼓励患者说出需求，满足患者的生活需求。

6. 营养失调低于机体需要量 与患者进食减少有关。

诊断依据：近3天饮食减少。

预期目标：满足患者的机体需要量。

护理措施：

（1）遵医嘱给予静脉输液能量支持，满足患者的机体需要量。

（2）病情好转后鼓励患者多进食。

知识拓展

护理程序的每日具体实施

1. 临床护士每日工作项目　按A、B、C、D、E步骤进行。

A—看患者前：①看派班，了解今天负责哪几个患者；②有无合作伙伴，是哪些人；③听所管患者的交班报告；④看医生的病情记录、化验报告；⑤看必须完成的护理工作和时间分配。

B－看患者：①有目的地交谈，自我介绍；②对患者进行评估。

C－离开病室：①重新计划今天必须完成的事以及时间安排；②准备必要的护理操作用具（治疗、护理、健康教育）。

D－再回到患者处：①告诉患者今天要为他完成的事及时间；②按计划执行治疗、护理。

E－写护理记录：按PIO格式或叙述式方式记录。

2. 护士组长每日工作项目

（1）同临床护士。

（2）检查审核本班本组护士对“护理程序”的运作情况。

（3）核查本班本组护士是否正确执行医嘱。

（4）汇总本组每日每班工作情况及患者病情，并向护士长及下一班护士进行书面交代，床边交班。

3. 护士长每日工作项目

（1）提前15～20分钟上班，了解夜间患者动态。

（2）分配病人。

（3）主持交班。

（4）有计划地跟班、指导工作。

（5）执行护士长每日重点工作，看望新入院患者。

（6）评价护士对危重、抢救病人实施护理程序的情况。

（7）在本班工作结束前，收集各组患者情况，同各组组长一起向下一班护士进行床边交班。

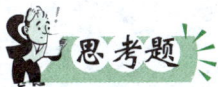

思考题

1. 护理程序的基本步骤有哪些？试述护理诊断和医疗诊断的区别。
2. 如何排列多个护理诊断，应遵循哪些原则？
3. 什么是评判性思维？什么是循证护理？在护理工作中有何意义？

4. 患者，男，58岁，某公司经理，高中文化，因反复发作胸闷、胸痛6天入院。6天前因情绪激动后出现上述症状，经休息后缓解，2小时前胸闷、胸痛发作频繁，持续时间长收入院，查体：T 37℃，P 114次/分，R 26次/分，BP 120/80mmHg，面色苍白，表情痛苦，呻吟不止。心脏听诊：心率P 114次/分，心律不齐，心尖部心音低钝，未闻及杂音。肺脏与腹部无异常体征。心电图检查：V_{1-6}导联ST段弓背向上抬高，有病理性Q波，诊断为急性广泛前壁心肌梗死。近两年来因工作繁忙，饮食无规律，常饮酒、吸烟、进食大量脂肪餐。入院后给予吸氧，重症监护，绝对卧床休息，患者现极度紧张，烦躁不安。

请列出该患者的护理诊断和护理计划，并选择其中一项护理诊断写出护理记录单（按PIO方式书写）。

（陈练红）

第六章 整体护理与临床路径

学习目标

1. 掌握整体护理的概念、内涵。
2. 熟悉临床路径的概念、整体护理及临床路径的特点、实施。
3. 了解整体护理、临床路径的背景、意义。

随着现代科学的发展，人类对健康与疾病的认识不断深化，对医疗与护理服务质量的要求也日趋提高，为适应人类对健康的需求，医疗与护理观念、策略都在发生重大变革，整体护理与临床路径就是这一变革的产物。整体护理与临床路径的应用为患者获得优质的医疗护理服务提供了保证，也对护理人员的理论水平与实践能力提出了更高要求。

第一节 整体护理

“整体护理”译自英文“Holistic Nursing”，“Holistic”，其源于希腊文，意为“全体论的，以人的功能为整体论的”。“整体护理”在一些国家和地区又被称为“全人护理”（total patient care）。

一、整体护理的概念

（一）整体护理的定义

整体护理（holistic nursing）是以人为中心，以现代护理观为指导，以护理程序为基本框架，根据患者身心、社会、文化的需要，提供适合患者需要的最佳护理。它是一种护理行为的指导思想或称护理观念，在这种思想指导下，护理人员把护理程序系统化地运用到临床护理和护理管理中去，把护理对象视为一个功能整体，给护理对象提供包括生理、心理、社会、精神、文化等方面的全面帮助和照顾，提供适合人的最佳护理。

（二）整体护理的内涵

1. 人的整体性 人是生理的、心理的、社会的、文化的、发展的人，其健康也受到各种因素的影响，因此整体护理要面向整体的人，全面考虑影响健康的各种因素，根据护理对象的需要和特点，提供深入、细致、全面、有针对性的照顾。

2. 护理的整体性 整体护理要求为护理对象提供全方位的护理，包括：①对人的生命全过程提供服务，即护理贯穿于人的成长与发展的各个阶段，护士不仅应注重成人的疾病护理、青少年健康保健，还应重视母婴保健、老年护理及临终关怀服务。②对疾病到健康的全过程提供服务，护士有责任使健康的人达到个人最佳健康水平，帮助患者恢复健康，以及使临终者安祥、平静地离开人世。③对整个人群提供服务。为达到全民健康的目标，要求护理人员不仅对服务对象个体给予帮助照顾，更重要的是将对个人的护理延伸到家庭、社区的整个人群，从而提高全民的健康水平。

3. 护理专业的整体性 应把护理临床、护理管理、护理教育和护理研究看作一个整体，这几者之间应协调一致，共同为人的健康服务。整体护理的实施，标志着护理人员的护理观已从简单的疾病护理提升到了以人为中心的全面、整体护理阶段。

二、整体护理产生的背景

整体护理作为一种护理思想与临床实践活动具有悠久的历史。我国的传统医学历来强调“整体观念”和“辨证施治（护）”，其中就贯穿了整体地观察、治疗、护理患者的思想。1920 年南非学者 J. Smuts 详细阐述了整体概念，并出版了《整体与发展》一书，强调在社会各个领域中运用整体理论的重要性。1960 年美国护理专家 M. E. Rogers 创立生命过程模式，再次提出应重视人是一个整体的观点。20 世纪 80 年代初，美国护理专家李式鸾博士将护理程序引入我国，创造了责任制护理工作模式，为我国推行整体护理奠定了基础。80 年代末至 90 年代初美国护理专家 Marry 博士三次来华举办护理教学改革讲习班，介绍整体护理和护理教育改革。90 年代美国护理专家袁剑云博士多次来华讲学，提出了系统化整体护理理论，并通过模式病房加以实施。1996 年根据卫生部有关文件，全国整体护理协作网正式组建。目前我国护理人员正在积极探索适应我国国情，具有我国特色的整体护理实践模式。

三、整体护理的特点

（一）以现代护理观为指导

现代护理观是与大科学观、大卫生观相适应的大护理观。它是护理模式从以疾病为中心转变到以人的健康为中心的结果，它体现了整体护理的思想内涵和护理学的四个基本概念。

（二）以护理理念为行动导向

制定护理理念能使护理人员明确护理服务及护理专业发展的方向和目标，同时也确立了护士的行为准则和质量评价标准，有利于加强护士职业道德修养和专业形象的培养。

（三）以护理程序为核心

护理程序是整体护理的框架与核心，护士针对患者的需要，运用评估提出护理诊断、确定患者的预期目标，制定护理计划，实施计划，然后对护理效果进行评价。正确运用护理程序才能使患者获得主动、全面的整体护理，从而使患者达到最佳心、身状态。

（四）以独立地为服务对象解决健康问题为目标

整体护理的实施从本质上摆脱了医嘱加常规的被动局面，要求每一位护士都要对患者全面负责，实施主动的计划性护理，独立为患者解决问题，充分调动了护理人员的主动性和积极性。

（五）以《标准护理计划》和《标准教育计划》为工具

建立一套标准的教育计划和护理计划，有利于临床护理人员按一定的标准进行工作，使护理工作更加规范化、科学化、标准化。一方面能保证护理服务质量有一定的水平和层次，另一方面程序化的工作有利于节省人力和时间，把更多的时间还给了护士，护士还给了患者。

四、整体护理的意义

（一）提高了护理质量

（1）整体护理的开展要求护士按照护理程序工作，护士主动为患者解决问题，将提高患者的信任感和满意度。

（2）在以护理对象为中心的整体护理实践中，患者心理活动、行为特征、情绪反应及对事物的感知等都将成为护士的关注重点。护士通过组织管理，促使服务对象增进和恢复健康，并且有利于与患者建立良好的护患关系。

（3）各级护士责任明确，床位到人，责任到人，护理效率、质量明显提高。

（4）优化了管理体制，临床护理从经验管理走向了标准化、规范化、程序化管理。

（5）整体护理加强了护理质量保证，使护理评价常规化。

（二）提高了护士素质

（1）开展整体护理需要护士具有广泛的知识面及专业化的技能，因而促使护士的理论修养与业务素质明显提高。

（2）分层次使用护理人员，为各层次的护士开拓了发展空间，合理利用了护士资源，充分调动了护士工作的积极性。

（3）责任到人，提高了护士的服务意识，增强了护士的责任心。

（三）提高了护理学科水平

1. 充实和改变了护理研究的方向和内容　整体护理在注重疾病护理的同时，更注重对疾病“载体”人的研究，因此护理研究中充实了许多有关人的心理、社会、行为、伦理、道德等方面的内容。

2. 促进了护理人员的研究活动　在整体护理的实践过程中，广大护理人员积累了大量的临床资料，为护理理论家及护理实践者均提供了护理科研及理论研究的依据。

3. 促进了护理教育的改革 整体护理的实施过程，既检验了护理人员专业知识、专业技能及人文知识、沟通技巧水平，还为护理人才的培养提出了更多要求，为护理教育的课程设置指明了发展方向。

五、整体护理的实施

（一）制定护理哲理（理念）

理念（philosophy）：又称哲理。是指在实现目标的过程中，引起个人思考及行为的一套信念和态度系统，即一个人的思想与行为的价值取向与信念系统。

护理理念是指护理人员对专业的信念和价值观。其包括了对护理对象、护理的工作方法、护理质量、环境、健康和护理等理念。是指导护理人员正确认识问题、判断问题和决定行动的依据，并引导着护理人员的专业行为。如护理人员认为人是平等的，那么在护理工作中护士就能给予所有的患者以同样的尊重与重视。

护理理念的形成对确立护理服务、护理专业发展的方向和目标，确立护士行为准则和质量评价标准等都有重要意义。

在建设整体护理病房时，首要的工作是由护士制定自己病房的护理理念，其内容主要包括：本病室全体护士对护理专业的信念；对护理学说和新观念的认识；对护理程序、护理专业方向与目标的认识，对护士职业行为要求的认识等。

（二）确定病房的护士组织结构

护理人员的组织结构是否合理，是病房整体护理工作的开展与顺利进行的关键。在设计护理人员的组织结构时，应根据该病房的疾病特点、工作量、护士的智能结构、整体素质、学历、临床经验等合理配置护理人员。一般病房的护理人员组成：护士长、秘书、护士组长、专业护士、护工。病床与护士之比是1：0.4。

（三）制定护士职责与行为评价标准

推行责任制整体护理工作模式，为患者提供全面、全程、专业、人性化的护理服务。责任护士全面履行护理职责，关注患者身心健康，做好专业照顾、病情观察、治疗处置、心理支持、沟通和健康指导等任务，为患者提供整体护理服务。护士的绩效考核以护理服务质量、数量、技术风险和患者满意度为重点，注重临床表现和工作业绩。

（四）编制《标准护理计划》和《标准教育计划》

各医院可根据本院需要自行选择或编制《标准护理计划》和《标准教育计划》。

（五）设计护理病案

实施整体护理过程中使用的护理病案主要有患者入院护理评估单、护理计划单、健康教育计划单、护理记录单（PIO）或特别护理记录单、患者出院护理评估单。见附表1、2、3、4、5。

1. 患者入院护理评估单 入院评估在患者入院后2小时内完成，入院评估记录在

24 小时内完成。主要内容为患者的一般情况、简要病史、护理体检、生活状况及自理程度、心理社会方面状态等。入院评估单可根据本院实际情况选择。但三级或规模较大的二级医院应使用专科入院评估单，以打钩形式完成。

2. 护理计划单 根据患者入院护理评估结果，将患者的护理诊断按先后顺序列于计划单上，并将相应的预期目标、护理措施填入计划表格中。出现新的护理诊断，及时做出相应护理计划并做好记录。

3. 健康教育计划单 在评估患者、制定护理计划的同时制定一个相应的健康教育计划，把患者的健康教育渗透到护理的过程中。如入院指导、健康知识指导、用药指导等。健康教育计划应包括教育的时间、内容、方法、效果评价等。

4. 护理记录单 是护士运用护理程序的方法，为患者解决问题的记录。护理记录单记载患者的护理诊断、护理措施和执行措施后的效果等。可按照护理诊断、问题的排序，记录给患者实施的护理和对患者进行健康教育的内容。书写时可采用 PIO 护理记录格式。如给患者擦浴一次，训练患者腹式呼吸一次等。

P = problem、O = outcome、I = intervention

5. 特别护理记录单 危重患者用，可不用护理记录措施实施单。

6. 患者出院护理评估单 按照规定栏目填写。

（六）建立护理质量保证系统

质量保证是对护理服务水平的监测与评价活动。

1. 质控体系 纵向：护理部质控组→科质控组→病房质控组。横向：医院感染科、护理部质控组、医院质控科。

2. 质控标准 包括：护理管理质量、护理程序质量、护理效果质量及护士行为质量评价等。

附例 某医院心血管内科建设整体护理病房的基本过程

1. 制定护理哲理 由病房护士长带领科室全体护理人员共同讨论，反复修改后制定。

我们相信：

（1）患者是护理工作的中心。

（2）护理程序是我们开展护理工作的基础。

（3）人是心理、生理、社会、文化等方面的综合体，护理人员应具备完成整体护理的能力。

（4）护理服务要达到心血管护理专业的工作标准，护士长有责任使护士达到这一标准。

（5）良好的职业道德、熟练的技能、全面的专业知识是护士为患者提供优质服务的保证。

（6）整洁、安静、舒适、安全的环境是促进内科患者康复的重要条件。

（7）护理质量要定期进行评价，才能不断提高护理水平和服务质量。

2. 确定病房的护士组织结构 该病房普通病床38张，监护床9张，共47张。按照普通病床与护士之比1：0.4，监护病床与护士之比1：1.2，应配置护士人数27人。

负责护士分两大组，监护室11人，普通区8人，其中监护室设组长1人，普通区分两小组，设组长2人，组长不上晚夜班，负责督促本组患者治疗、护理、健康教育工作的落实。

3. 制定护士职责与行为评价标准 根据本科室特点分别制定出本科室护士长、责任主管护师、护师、护士组长、临床负责护士、护理员、办公室护士、总务护士、白班护士、中班护士、晚夜班护士的工作职责及行为标准。

4. 编制《标准护理计划》（表6－1）和《标准教育计划》

表6－1 慢性肺源性心脏病患者标准护理计划

护理诊断	预期目标	护理措施	效果评价
清理呼吸道无效： 1. 咳嗽无力 2. 痰多而黏稠	1. 患者在____天/周内可以有效咳嗽和排痰 2. 患者在____天/周内痰液明显减少或变稀而易于排出	1. 向患者解释排痰意义，鼓励患者排痰 2. 指导患者进行体位引流来排出痰液，排痰前协助患者翻身、拍背 3. 每天饭前1小时排痰，每次15分钟，并注意休息 4. 嘱患者适当饮水，每天____ml 5. 遵医嘱给予蒸气雾化吸入或超声雾化吸入，必要时吸痰，若病性允许，鼓励患者下床活动，促进排痰	评估痰液的量、性状、颜色

冠心病患者标准健康教育计划的饮食指导部分：

（1）心绞痛患者宜进清淡、易消化、低盐、低脂、低胆固醇饮食，避免暴饮暴食。

（2）心肌梗死患者前3天进食流质，症状减轻后逐渐改为半流、软食、普食。进食不宜过饱。

5. 设计护理病案

6. 建立护理质量保证系统 成立病房质控组，对病房的护理管理质量、护理程序质量、护理效果质量及护士行为质量评价等方面进行检查控制，以保证整体护理实施的质量。

第二节 临床路径

临床路径是以实现高效率、高品质和减少医疗经费、合理运用资源为目标的一种新型的医疗护理服务模式，它满足了医院、患者、保险三方面的需求，正与我国当前医疗卫生体制改革的目标相一致，是我国医疗机构可以积极借鉴的一种服务方式。

一、临床路径的概念

临床路径（clinical pathways，CP）是医院的一组人员，包括管理决策者、医师、护理人员及其他医疗有关人员，共同针对某一病种的监测、治疗、康复和护理所制定的一个有严格工作顺序、有准确时间要求的照顾计划。此计划包括“多专业协调工作”、“预期结果的制定”、“服务的时限”、“服务的连续性”、“持续的服务品质改进”等多种内容。

临床路径是医疗卫生机构的一组成员共同制定的一种照顾模式，它使患者从入院到出院都按一定模式接受治疗护理。它针对某种疾病（或手术），以时间为横轴，以入院指导、诊断、检查、用药、治疗、护理、饮食指导、教育、出院计划等最佳的护理手段为纵轴，制定标准化治疗护理流程（临床路径表），其功能是运用图表的形式来提供有时间的、有序的、有效的照顾，以控制质量和经费，是一种跨学科的、综合的整体医疗护理工作模式。临床路径护理的运用必须贯穿护理程序，评判性思维与循证护理的科学思维。

二、临床路径产生的背景

“路径”一词早期被工业界所采用，是管理项目的一个良好工具。20 世纪 80 年代中期，美国护士 Karen Zander 运用护理程序与路径的概念，大胆尝试以护理为主的临床服务计划，将路径用于医院的急性疾病护理，在减少医疗护理费用的同时又不降低护理质量，这种先进的方法在实践与评价中日益被人们所关注。

美国波士顿的 New England Deaconess Hospital 与 New England Medical Center 是早先开展临床路径的医院，他们选择了 DRG（诊断关联群）中的部分病种，在患者住院期间，实施一种预定的既可缩短平均住院日和降低费用，又可达到预期治疗效果的医疗护理计划治疗患者。这种单病种质量和成本管理的诊疗标准化服务模式提出后受到了美国医学界的高度重视，并逐步得以广泛应用。此后，人们就将此种服务模式称为临床路径。由于临床路径能确实有效地控制医疗费用及改善医疗品质，所以被广泛应用于各类健康服务机构，至今美国已有 60% 以上的医院部分应用了临床路径。

20 世纪 80 年代末期，临床路径传入英国、澳大利亚、新加坡、日本、香港等地。90 年代末期由美国乔治梅森大学吴袁剑云博士在国内著书立说介绍引进，我国也开始推广这一新型的医疗服务模式。1998 年，四川华西医院试行临床路径，现已开展了 6 个科室、33 个病种或手术。北京、青岛、广州等地的卫生行政部门也已开始引导医院探索和实施“临床路径”。

三、临床路径的特点

（一）合作性

临床路径的制定要有医生、护士、检验人员、营养师等多专业人员的参与，体现了多专业的合作性。

（二）规范性

临床路径通常以工作流程图的方式表示。这是一种事先写好的文件，用以描述对特定类型的患者提供多学科临床医疗服务的方法。一旦患者进入医院，不论医护人员是谁，均应按此流程进行处理。

（三）连续性

患者从入院到出院都按一定的模式接受治疗护理，保持了服务的连续性。

（四）时效性

临床路径表是医务人员在医疗护理活动中可操作的时间表。它明确规定在哪天、什么时候、什么状况下怎样处理患者。它可确定平均住院日和检查项目，协调各部门保持一致性，减少内耗，提高工作效率。

（五）选择性

可根据患者的具体情况选择最佳的治疗护理模式。

（六）预知性

患者和家属能预知可能的住院日数和采取的治疗护理措施，便于其发挥主观能动性。

（七）差异性

临床路径承认个案差异和例外情况的存在，这包括患者的生理、心理、社会等因素的综合影响，由于在临床路径中角色分明，职责清楚，通过个案变异分析，能及时发现医院管理系统存在的问题，找出原因，改进临床路径，能使服务品质得到持续性的改进。

四、临床路径的意义

（一）对护理学发展的影响

临床护理路径的实施，可以规范诊疗护理手段，使患者得到最佳的治疗与护理；可以使多专业的文件得以整合，减少工作量，提高工作效率；同时由于护理活动的程序化和标准化，护理项目也不会被遗漏。临床路径可使护士由被动护理变为主动护理，不再机械地执行医嘱，而是有目的、有预见性地进行护理。临床路径作为一种先进有效的护理管理模式，使护理工作者成为医院改革实践的先行者，更好地落实以患者为中心的现代护理观，推动护理学的发展。

（二）对医生的影响

临床路径作为一种医疗模式，可使医生减少不必要的医疗处置，避免医疗资源的浪费，减少患者住院时因医护人员处理程序不同而产生的各种变异情况。

（三）对患者的影响

临床护理路径可降低患者的医疗费用，缩短其住院天数。在标准的治疗程序实施过程中，患者及家属能预知所接受的照顾，主动参与治疗护理；可帮助患者加深对健康教育、所患疾病的了解，增强其自我保护意识和能力，促使患者满意度上升。

（四）对医院管理的影响

从中外医院实施临床路径的经验来看，这一做法并未造成医疗质量的下降。这种管理模式可使医院多学科合作，增加了医护之间以及医患之间的互动，增进了各方之间的沟通，促进了医院风气转变。可培养护士工作的自主、自律性，增强成就感。同时由于临床路径的监控机制，可以保障医院护理管理的有效进行，保证临床护理工作质量持续性改善。这种方法不仅适用于医院内，在家庭护理、社区福利保健机构中亦起重要作用，扩大了管理效能。应用临床路径可以避免因医护人员的个人水平、能力不够而造成的遗漏、疏忽甚至技术性差错事故。由于路径有严格的要求和规范，可减少医护人员水平以及经验参差不齐的问题。可满足患者渴望最高质量的医疗护理服务、最低廉的医疗费用的需要，真正体现了以患者为中心的理念。通过变异分析，促进质量改进，提高了医院的社会效益和经济效益。

（五）对卫生经济学的影响

临床护理路径的实施，可有效节约医疗成本，提高资源利用率，控制医疗费用的过快增长；同时可提供标准化的医疗服务，减少护理文书记录时间，确保医疗品质；临床路径通过科学合理的论证，确定不同疾病的病种与类型的诊疗与护理项目，达到减少浪费、降低医疗费用、避免患者出现医疗过度的现象。

五、临床路径的实施

（一）临床路径的病种选择

高容量，即同类住院患者多；高费用，即诊断，治疗、护理费用高；治疗护理有模式可循、变异少、病源充足、治疗效果和住院日较明确、医保政策确定和即将定额付费的疾病或手术。

（二）临床路径的组成要素

包括患者类型、常用的医疗照顾方法和实施的时间顺序；多学科的临床医疗、护理；其他专科医师、辅助科室人员；偏离常规路径的差异问题；连续性评估和改进。

（三）临床路径的基本文件

1. 路径表　临床路径表（表6－2）多以图表框架的形式表达，每个医院、病房对临床路径的图表设计可能不太一样，但基本包括以下项目。

（1）基本情况　疾病/手术、病种号（诊断关联群）、住院日期（预定总住院日期、实际住院日期）、患者姓名、医生姓名、个案管理者姓名等。

（2）结果标准　评估（包括医疗、护理、麻醉评估和会诊）、检查和化验、医疗和护理措施、饮食、活动、病情监测、宣教、出院计划、预期结果、变异等内容。

表 6－2 ××××医院剖宫产临床路径

临床路径代码：　　　　　　　　　　　　　　　　　　　　　　病人名条粘贴处

Admission Day：＿＿＿年＿＿月＿＿日　　预定住院天数：术后 6 天

	入院日：　年　月　日 am/pm（预先安排）			生产当天（术前）　年　月　日（预先安排）			
		白班	小夜		大夜	白班	小夜
	时间			时间			
监测/评估	病史及生产史收集	□					
	生命征象	□□	□	生命征象	□	□□	□
	子宫收缩状况　1 无 2 偶	___	___	子宫收缩状况　1 无 2 偶	___	___	___
	3 大于 5 次/60 分	___	___	3 大 5 次/60 分	___	___	___
	自觉胎动状况　1 有 2 少 3 无	___	___	自觉胎动状况 1 有 2 少 3 无	□	□	□
	胎心音监测			胎心音监测	___	___	___
	胎心音监测时间　at			胎心音监测时间　at	___	___	___
检验/治疗/照会	抽血（CBC，PLT，BUN，	□		Set IV Line	□		
	GOT，PT）	□					
	Bleeding Time	□		备 Antibiotic	□		
	备血	□					
	U/A	□					
	Sona	___					
	NST　at	□					
	麻醉照会单						
术前术后照顾	手术麻醉同意书填写	□	□	更换手术衣	□		
	告知禁食大于 6 小时		□	禁食大于 6 小时	□		
	皮肤准备	□	□	灌肠	□		
				取下附属物/送产房 at	___		
药物				Ringer 500ml IV drip　at ___			
				Ringer 500ml IV drip　at ___			
护理指导	术前指导（给予卫教手册）：			术前准备说明	□		
	术前准备说明		□				
	深呼吸放松指导		□				
	手术生产麻醉过程说明		□				
	术后止痛法说明		□				
	术后状况说明		□				
	环境介绍		□				
出院计划	介绍治疗过程以及出院日期		□				
其他事项							
护士签名	D	E		N	D	E	

［注］△：p. r. n. V：已执行；完全了解；达到预期结果　×：不了解，需重新指导及追踪　⊕：部分了解，待追踪，□：需进一步处理及记录　N：无此需要　○：未执行，变异　☆：由医师查核

2. 工作手册和指导性文件 可分为医务人员和患者两个版本，前者存放于医务人员手中，实施过程需遵循，并记录落实结果或变更内容，相当于一份表格式医嘱、病历；后者存放于患者手中，使患者了解诊断和治疗过程，便于其配合和监督，同时也可使其做到心中有数，满足其“知情权”。

因此，临床路径描述了医务人员群体在医院中所采取的主要的、具体的临床干预措施。它可以帮助和引导医务人员进行规范的临床诊疗与护理，并对临床诊疗与护理过程进行有效地实施、协调、记录和审查等临床医护管理。

（四）临床路径的实施步骤

1. 准备阶段

（1）取得医院领导支持 医院领导是医院各部门管理的核心，只有取得医院领导的理解、支持与参与，才能顺利开展临床路径的实践。护理管理者应善于与医院领导沟通，使其认识到临床路径有利于医院长远的发展并给予支持。一旦医院领导决定将临床路径作为一种新的临床服务模式应用于医院，首先必须召集各科室主任开会研究，以便于大家对临床路径有充分的了解，从而能够更好地理解各自科室的职责，并能了解各科室的实际困难与需要。

（2）选择要推行的手术或疾病 应考虑医院的特点、患者来源情况、医生兴趣、已开展临床路径医院或科室的经验及结果、患者付费的承受能力、整体护理开展情况、参与人员的素质等。

（3）选择开展临床路径的团队人员 ①营造多学科、多部门合作的环境。临床路径侧重于医院医疗护理的标准化，如果仅仅由护理部开发应用，其作用会减半。临床路径的重要目的之一，就是进行有效的医疗活动过程的管理。因此医生的治疗计划、康复计划、营养计划等都是不可缺少的，必须由医院领导组织全院各专业、各部门统一制定，营造全院协作氛围和环境。②成立组织机构。成立临床路径管理委员会及领导小组，成员包括院长、院长助理、医疗质量管理小组、医务处、护理部、临床科室、辅助科室及行政后勤科室的负责人等。③明确团队人员职责。医生的职责是决定患者进入或退出临床路径，执行临床路径表上的治疗项目，评估进度，分析变异；护士的职责是患者入院后立即通知个案管理者，执行临床路径表上的护理项目，有变异时及时与医生讨论。

2. 实施阶段

（1）临床路径制定 ①收集资料：收集并分析拟做临床路径的某种疾病或手术的医疗过程资料，包括近几年来本院或本科室的有关此病种的医疗、护理、检验、并发症的情况，以及国内外有关研究的结果；各专业人员将所收集的相关资料进行整理、分析、总结，作为确定临床路径设计与决策的依据；②确定临床路径内容及表格；③制定标准化医嘱；④设定计算机套装检验单：将某病种某日所需要做的检验一并输入电脑中，即套装化，这种套装可避免漏检或多检的发生，达到控制服务品质与经费的目的；⑤建立评价标准：包括住院天数、患者的平均住院成本、照顾品质、临床结果、患者或家属的满意度、工作人员的满意度、资源的使用、患者的并发症发生率、患者再住院率等。

(2) 试行临床路径　通过试行可对临床路径进行检测，找出存在的问题，加以修改，逐步制定出一个相对完善、合理并切实可行的临床路径。

(3) 实施临床路径　①医生执行医疗程序：包括医生对患者进行全面体检，开化验检查单，负责收集资料；做出医疗诊断；开医嘱；执行部分医嘱：如手术、特殊治疗等；医疗评价。②护士执行护理程序：包括护理评估、护理诊断、制定护理计划、实施护理计划、护理评价。

(4) 变异分析　变异是假设的标准临床路径与实际过程出现了偏离，与任何预期的决定相比有所变化。变异有正负之分，正变异是计划好的活动或结果提前进行或完成，如提前出院；负变异是计划好的活动或结果没有进行或推迟完成，如 CT 检查延迟。变异与患者、家庭、医院、系统、临床工作者有关，分析变异有利于品质的改良。有关变异的详细记录要以 PIO 的方式写在护理记录单上。

(5) 追踪与评价　临床路径的宗旨是为患者提供最佳的照顾，因此每一次每一种疾病的临床路径实施后，都应进行不断的追踪与评价，并根据对其评价的结果，及时加以修改和完善。

临床路径与整体护理的关系密切，整体护理是一种护理思想，是以现代护理观为指导，以护理程序为核心，将临床护理及护理管理各个环节系统化的工作模式。临床路径是医疗、护理同时进行，在整体护理思想指导下，对特定的诊断和手术做出最恰当的有顺序和时间性的照顾计划，无论是医生、护士还是其他人员都依此计划为患者提供服务，发挥的是团队精神。可见整体护理是推行临床路径的必要条件；临床路径贯彻了整体护理的观念，它是整体护理的深化，临床路径使医疗、护理程序标准化，保证了整体护理质量的持续提高。

附例　某院某病房临床路径的应用

1. 准备工作　首先统一认识，让大家对临床路径有充分的了解，认识到临床路径对于提高医疗质量、降低医疗成本费用、提高医院经营效益以及提高医院竞争力的重要意义和作用。使本科室医务人员均能明确各自的职责，取得目标上的一致，从而为实施临床路径做好思想上的准备。

2. 选择病种　将剖宫产作为临床路径的病种的原因：①高容量，剖宫产产妇占产科住院床位的60%以上；②高费用，人均医疗费用3000元以上；③治疗护理有模式可循，多年形成的规律；④变异少，手术及合并症相对明确；⑤病源充足，选择剖宫产的产妇日趋增多；⑥治疗效果和住院日较明确。

3. 选择开展临床路径的团队人员　成立临床路径管理委员会及领导小组，成员包括院长、院长助理、医疗质量管理小组、医务处、护理部、临床科室、辅助科室及行政后勤科室的负责人等，并明确各自的职责。

4. 临床路径设计　在设计临床路径表时要考虑到合理治疗、合理检查、合理用药、合理成本等关系，以达到既保证医疗，又保证合理成本的目标。各设计实施工作小组针对剖宫产的医疗、护理、检验、并发症的情况，确定临床路径内容及表格，见表6－2。依照临床路径内容制定出标准化医嘱，并将剖宫产某日所需要做的检验一并输入计算机中，即设定计算机套装检验单。同时要建立评价标准：包括住院天数，患者的平均住院成本，照顾品质、临床结果，患者、家属的满意度，工作人员的满意度，资源的使用，患者的并发症发生率，患者再住院率等。

5. 实施评价　在正式实施临床路径前，可通过试行对临床路径进行检测，找出存在的问题，加以修改，逐步制定出一个相对完善、合理并切实可行的临床路径。当确定某产妇正式进入剖宫产的临床路径后，医生要严格按临床路径表执行医疗程序：包括收集资料、做出医疗诊断、开医嘱、执行部分医嘱、作出医疗评价等；护士要按临床路径完成相关的护理程序：包括护理评估、护理诊断、制定护理计划、实施护理计划、护理评价等。临床路径实施过程中要详细记录，当临床路径结束后，要对其实施情况进行追踪与评价，并对其变异情况进行认真分析，根据评价结果及变异分析，及时加以修改和完善。

知识拓展

优质护理服务

为加强医院临床护理工作，深化医药卫生体制改革，落实科学发展观，以便为人民群众提供优质的护理服务。卫生部决定，2010年在全国卫生系统开展“优质护理服务示范工程”活动，通过引导、示范、推广，夯实基础护理，全面提高医院临床护理工作水平。

1. 优质护理服务的概念

“优质护理服务”是指以患者为中心，强化基础护理，全面落实护理责任制，深化护理专业内涵，整体提升护理服务水平。“以患者为中心”是指在思想观念和医疗行为上，处处为患者着想，一切活动都要把患者放在首位；紧紧围绕患者的需求，提高服务质量，控制服务成本，制定方便措施，简化工作流程，为患者提供“优质、高效、低耗、满意、放心”的医疗服务。

2. 优质护理服务产生的背景

为了进一步深化医药卫生体制改革，配合“2010年医疗质量万里行”活动，卫生部提出了在全国卫生系统开展“优质护理服务示范工程”活动，要求利用2年左右的时间，通过开展以患者满意、社会满意、政府满意为目标的“示范工程”活动，到2010年底，在全国范围内创建100所“优质护理服务示范医院”、300个“优质护理服务示范病房”和600名“优质护理服务先进个人”。通过2010年的工作，以点带面，在总结经验的基础上于2011年进一步推广。

3. 优质护理服务内涵

主要包括：要满足病人基本生活的需要，要保证患者的安全，要保持患者躯体的舒适，协助平衡患者的心理，取得病人家庭和社会的协调和支持，通过对患者实施整体护理用优质护理的质量来提升病人与社会的满意度。

4. 优质护理服务示范工程的目标

（1）患者满意　临床护理工作直接服务于患者，通过护士为患者提供主动、优质的护理服务，强化基础护理，使患者感受到护理服务的改善，感受到广大护士以爱心、细心、耐心和责任心服务于患者的职业文化，感受到护理行业良好的职业道德素养和高质量的护理服务。

（2）社会满意　通过加强临床护理工作，夯实基础护理服务，在全社会树立医疗卫生行业全心全意为人民服务的良好形象，弘扬救死扶伤的人道主义精神，促进医患关系更加和谐。

（3）政府满意　深化医药卫生体制改革是党中央、国务院的重要战略部署，是惠及广大人民群众的民生工程，通过提高人民群众对护理服务的满意度，实现医药卫生体制改革惠民、利民的总体目标。

5. 优质护理服务的实施

（1）入院护理

建立良好的护患关系：

①护士面带微笑，起立迎接新患者，给患者和家属留下良好第一印象。

②备好床单元。护送至床前，妥善安置，并通知医生。完成入院体重、生命体征的收集。

③主动进行自我介绍，入院告知：向患者或家属介绍管床医生和护士、病区护士长，介绍病区环境、呼叫铃的使用、作息时间及有关管理规定等。通知辅助护士送第一壶开水到床前。

④了解患者的主诉、症状、自理能力、心理状况。

⑤如急诊入院，根据需要准备好心电监护仪、吸氧装置等。

⑥鼓励患者和家属表达自己的需要和顾忌，建立信赖关系，减轻患者住院的陌生感或孤独感。

（2）晨间护理

①采用湿扫法清洁并整理床单元，必要时更换床单元、病员服及手术衣。

②腹部手术半卧位（护士摇床至适当高度），必要时协助患者洗漱，喂食等。

③检查各管道固定情况，治疗完成情况。

④晨间交流：询问夜间睡眠、疼痛、通气等情况，了解肠功能恢复情况，患者活动能力。

（3）晚间护理

①整理床单元，必要时予以更换。整理，理顺各种管道，健教。对不能自理的患者进行口腔护理，睡前排便护理。

②对于术后疼痛的患者，应注意周围环境安静便于入睡。病室内电视机按时关闭，要求家属离院。

③病重病危的病室保留廊灯，便于观察患者。

④适当关小门窗，注意温差变化。

（4）饮食护理

①根据医嘱给予饮食指导，告知其饮食内容。

②积极主动协助患者打饭，肠内营养患者护士做好饮食指导，介绍调配、卫生、温度、速度等知识。

③根据病情观察患者进食后的反应。

（5）排泄护理

①做好失禁的护理，及时更换潮湿的衣物，保持皮肤清洁干燥。

②留置尿管的患者进行膀胱功能锻炼。每日会阴护理2次。

（6）卧位护理

①根据病情选择合适的卧位，指导并协助患者进行床上活动和肢体的功能锻炼。

②按需要给予翻身、拍背、协助排痰，必要时给予吸痰，指导有效咳嗽。

③加强巡视压疮高危患者，有压疮警报时，及时采取有效的预防措施。

④加强安全措施，防止坠床、跌倒。

（7）舒适护理

①患者每周剪指、趾甲一次；胃肠手术每天协助泡脚1次。

②生活不能自理者协助更换衣物。

③提供适宜的病室温度，嘱患者注意保暖。

④经常开窗通风，保持空气新鲜。

⑤保持病室安静、光线适宜，操作要尽量集中，以保证患者睡眠良好。

⑥晚、夜间要做到三轻：走路轻、说话轻、操作轻。

（8）术前护理

①给予心理支持，评估手术知识，适当讲解手术配合及术后注意事项。

②告知其禁食、禁水时间，戒烟、戒酒的必要性。

③如需要给予备皮。

④做好术前指导，如深呼吸、有效咳嗽、拍背、训练床上大小便等。

（9）术后护理

①准备好麻醉床，遵医嘱予心电监护、氧气吸入。

②做好各种管道标识并妥善固定各管道，保证管道在位通畅。

③密切观察病情变化并做好记录，如有异常，及时汇报医生。

（10）患者安全管理

①按等级护理要求巡视病房，了解患者九知道（床号、姓名、年龄、性别、诊断、阳性特征、饮食、护理等级、管床医生），有输液巡视卡并及时记录。

②对危重、躁动患者予约束带、护栏等保护措施，危重患者使用腕带。

③患者外出检查，轻患者由护工陪检，危重患者由医务人员陪检。

（11）全程健康教育

住院期针对疾病知识进行个性化的教育，使患者不仅获得躯体的康复，还要获得良好的方式，树立良好的健康意识。

（12）出院护理

①针对患者病情及恢复情况进行出院指导（办理出院结账手续，术后注意事项，带药指导，饮食及功能锻炼，术后换药、拆线时间，发放爱心联系卡）。

②听取患者住院期间的意见和建议，护送患者至电梯口，做好出院登记。

③对患者床单元进行消毒。

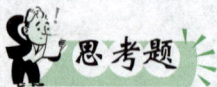

思考题

1. 阐述整体护理的内涵。
2. 简述整体护理的特点。
3. 整体护理与临床路径有何关系？
4. 护士在临床路径中起何作用？

（戴肖松）

第七章 健康教育

学习目标

1. 掌握健康教育的程序、内容和方法。
2. 熟悉健康教育的概念、影响因素。
3. 了解健康教育的意义、原则。

健康教育是关于预防疾病、保持健康的社会医学教育活动，是解决社会主要公共卫生问题的重要手段之一，是实现“21 世纪人人享有卫生保健”目标的战略策略和途径。通过健康教育，建立人们的健康意识、改变不良行为习惯，养成文明、健康、科学的生活方式，学会自我保健的知识和技能。健康教育是护理人员的重要职责之一，是为患者提供优质护理服务的重要手段和内容之一。

第一节 概 述

一、健康教育的概念

健康教育（health education）是指通过有计划、有组织、有系统的社会医学教育活动，帮助个体或群体掌握卫生保健知识，树立健康观念，自觉地改变不良的行为和生活方式，消除或减轻影响健康的危险因素，预防疾病，促进健康和提高生活质量，并对教育效果做出评价。健康教育主要由四方面组成：保持健康、预防疾病或外伤、恢复健康和适应机体功能障碍。

健康教育的核心是培养社会人群正确的健康观，学会自我保健、防治疾病、恢复并保持健康，培养有利于身心健康的生活方式和行为习惯。广义的健康教育应该是贯穿于人类每一个体或群体的整个生命周期，即生老病死各个环节。

20 世纪中叶，人们开始重视优生优育，孕前、孕期、围生期、哺乳期的卫生宣教和保健，胎教、早教的推广，是健康教育对生殖健康、生命质量的贡献；在人类各系统常见病、多发病的防治过程中，健康教育不可或缺；在疾病谱由感染性、传染性疾病转变为以心脑血管病等慢性病为主的现代社会，对不良生活方式的干预是一种低成本、高效率的健康教育措施；在世界性老龄化社会来临的今天，让老年人老有所为、老有所学、老有所依、老有所养是影响社会生产力、提高人们生活质量的重要手段；同样，在人生的终点，临终关怀为人的生命画上了一个圆满的句号。当一个人即将告别人世，让逝者没有遗憾、有尊严地离去，让生者减少悲伤和痛苦，死亡不再黑色、恐怖，是生命观教育的最高境界。

由此，我们可以认识到，健康教育是一个广义的终身教育，不仅仅是在医院针对某些疾病的健康教育，而是与护理职能的扩展同步，从医院走向了社区、家庭、学校、企事业单位、广阔的农村、乡镇；健康教育的对象不仅仅是医院的患者，还包括所有自然人、社会人从生命的孕育、成长、有所作为，至逐渐衰老、告别人世，在生命的轮回中，健康教育伴随我们的终生。

二、健康教育的意义

（一）健康教育是实现初级卫生保健目标的重要策略

世界卫生组织于 1978 年 9 月在前苏联的阿拉木图召开的国际初级卫生保健（PHC）大会上提出了“2000 年人人享有卫生保健”的战略目标（阿拉木图宣言）。PHC 提出了八项基本任务，健康教育列在了首位，所以，健康教育是实现初级卫生保健的重要策略。在阿拉木图宣言基础上，世界卫生组织于 1986 年在渥太华健康促进大会上提出了健康促进的概念，通过了《渥太华健康促进宪章》：“健康促进是促使人们维护和改善他们自身健康的过程”。

（二）健康教育是提高人类健康水平的有效措施

半个世纪以来，卫生费用投入大是很多国家面临的一个难题。2001 年，我国卫生资源消耗为6140 亿元，相当于长江三峡水库 15 年总投资的 3 倍，占 GDP 的 6.4%。健康支出的增长远远要超过 GDP 的增长。又如我国大部分地区普遍缺碘，缺碘地区儿童平均智力水平比非缺碘地区的儿童低 10～15 个百分点。碘缺乏严重影响着我国国民的素质。如果能对全民进行关于补碘的健康教育，让人们懂得缺碘的危害，并能对其行为进行干预，让大家都食用加碘盐。据专家估计，经过几年的努力，至少使国民增加 6000 万个智商，相当于增加 3000 多万名智力超常的科技人才。由此可见，健康教育投入少、产出高、效益大，是节约卫生资源、提高人类健康水平的有效措施。

（三）健康教育是优质护理服务的重要内容和措施

2011 年初，国家卫生部召开的 2011 年全国医疗管理工作会议上，明确提出 2011 年至 2012 年全国所有三级医院都要推行优质护理服务。至此，“优质护理服务”在全国范围内掀起了新的一轮护理“革命”。

开展健康教育是促进医院持续发展、改进护理质量的重要手段，优质护理首先要体现护患关系的和谐、合作与目标的同一性，健康教育是桥梁，教会患者相关的医疗保健知识，提高患者的自我护理能力，同时，良好的沟通促进了护患关系，提高了患者对治疗、护理效果的满意度，可以缩短患者的住院周期和减少并发症的发生等。由此可见，健康教育极大地提高了医院的护理质量。

（四）健康教育是提高社会人群自我保健意识的主要渠道

自我保健是人们为了维护和增进健康所采取的卫生行为及做出的与健康有关的决定。通过健康教育，社会人群能够获得维护和促进健康的相关知识，学习自我保健的方法，培养自我照顾的能力，认识维护自身健康的责任，从而促进个体及群体的健康。

三、健康教育的原则

（一）科学性原则

健康教育是一项科学性很强的工作。在健康教育过程中，要求内容要有科学依据，举例应实事求是，引用数据准确无误，技能方法正确，及时应用新知识，保证学习者能获得科学的健康知识。

（二）循序渐进的原则

健康教育计划的拟定，不仅要考虑受教育的对象及相关资源，还要注意学习是一个循序渐进的过程，教学内容应由简到繁，教学活动应该环环相扣，每次学习活动都要为下一次活动打下一定基础，逐渐达到预期的学习目标。

（三）针对性原则

一般健康教育多采用团体或小组教育的方法，个别教育的机会较少，因此往往无法满足个性化的健康教育需要。在设计健康教育计划时，应根据年龄、性别、个性、文化背景、健康状况等特征，从三方面做起：①满足知识需求。不同的学习者所需要的知识不尽相同，例如对于初产妇应重点教授分娩的过程，如何配合医生进行胎儿的自我监护；对高血压患者应重点讲解服用降压药的注意事项和血压监测的方法。②满足对支持系统的需求。针对学习者的社会属性，调动其社会支持系统，如家人、朋友、同事等帮助其实现教育目标。③满足方法需要。健康教育的形式和方法多种多样，应针对学习者的个体差异选择不同的教育形式和方法。

（四）参与性原则

健康教育不仅仅是护士的事情，其成功与否需要依靠学习者、学习者的支持系统及其他健康服务者的积极参与，才能使整个教育过程达到预期目标。

（五）多样性原则

在实施健康教育时，除了根据教育目标选定不同的教育策略外，教育方法和方式也应多种多样，设计出各种教学活动，增强教学的效果，以便向不同的教育对象提供不同的教育方法。

（六）可行性原则

健康教育是为了让公众能产生自觉的健康行为。因此，必须建立在符合当地的经济、社会、文化及风俗习惯的基础上，否则无法达到预期的目的。

（七）理论联系实际的原则

健康教育的目的是使公众掌握健康知识，并将其应用到防治疾病及自我保健中去。因此，在安排教学时应注意理论与实践相结合，使公众既掌握了健康知识，又能自觉地应用这些知识去维护和提高自己的健康。

（八）启发性原则

为了提高健康教育的效果，可采取启发式教育方式，如用生动的案例，组织同类患者或人群交流经验，其示范和启迪作用优于单纯的说教。

（九）保护性原则

护理人员开展健康教育时，要注重对学习者身心的保护。例如对于传染病患者，不要将其病情随便公布给来探视患者的来访者，避免对患者今后的生活产生负面影响。

（十）行政性原则

从行政角度来讲，健康教育应包含在整个医疗卫生计划内。注意安排专门的人员负责安排及协调健康教育。教育所需要的经费及人力、物力也应该有统一的安排。

第二节　健康教育的程序、内容与方法

一、健康教育的程序

将护理程序框架引入健康教育：评估、确定教育目标、制定教育计划、实施教育计划和评价教育效果。

（一）评估

评估是指收集相关资料和信息，包括学习者的学习需求（动机）、学习能力、经济文化背景、身心状态、学习资源等。根据评估结果，确定健康教育的内容和方法。

1. 学习需求（动机）评估　要提高健康教育的效果，必须确定学习者的学习需求，注意不同个体的差异性，从学习者最需要的学习内容教起，强化学习者的参与意识，激发其学习动机。例如对产妇重点教育的内容是产褥期保健、新生儿的喂养及护理；糖尿病患者重点教育的内容是合理的控制饮食等。

2. 学习的准备程度评估　通过对学习者体能、智能和心理等方面的评估，可以帮助学习者提高对学习的适应能力，使其能够达到健康教育的目标。

（1）心理状况　评估学习者的个性及对目前健康状况和学习的认知。如学习者对其所患的疾病是积极抗争，还是焦虑、恐惧和绝望；学习者对生活和疾病的价值观；学习者目前最关心的问题是什么；疾病的预后会给生活造成哪些影响等。护士明确了学习者的心理特点，针对性地采用心理干预，调整学习者的不良情绪，才能激发学习者强烈学习的愿望。

（2）身体健康状况　护士在开展健康教育之前，应该评估学习者的生理状况，如疼痛、听力和视力受损等，因为这些问题会干扰患者的注意力，从而阻碍健康教育的进行。

（3）学习态度评估　学习者有无学习的意愿，对健康教育是接受还是拒绝。通过与学习者的沟通，可以判断学习者的态度，并要采取各种手段消除消极情绪。

3. 社会文化背景评估　了解学习者的职业、文化程度、信仰、价值观和信仰模式、生活环境、生活方式、行为习惯、经济条件、以往学习经验等，判断学习者的喜好和

个性化要求，促进健康教育的顺利进行。

4. 支持系统的评估 充分利用学习者的支持系统，即学习者的父母、配偶、子女、好友和同事等。这些人的价值观对学习者有着很深的影响。

5. 学习资源的评估 评估进行健康教育所需要的教学环境、参加人员、所需时间、设备和材料等。不同的教育对象和内容，应选择相适应的资源以达到最佳的教学效果。

6. 教育者自身的评估 教育者自身的专业素养、人文修养、人格魅力、教学方法、教学能力等直接影响学习者的学习兴趣和效果。护士在对学习者进行健康教育时，应对自身的知识水平及能力进行评估，针对不同患者的文化水平和文化背景，选择最佳的教育方式。

（二）确定教育目标

健康教育的目标是帮助人们了解健康知识，促进人们知识、态度和行为的改变，引导人们养成有益于健康的行为，使机体达到最佳的健康状态。设立教育目标是健康教育中的一项重要内容，既是患者教育预期达到的结果，又是制定教育计划的行为导向。同时可以作为以后评价教育效果的依据，并作为选择、训练参与人员的蓝图。根据教育内容，可将教育目标分为三种。

1. 认知目标 是指学习者通过对健康知识的学习和理解等认知过程，所能达到的目标。例如认知糖尿病的发病原因。

目标陈述：护理对象能说出……、护理对象能列出……、护理对象能描述……、护理对象能区别……。

2. 态度目标 指学习者通过对价值的自我认识，导致健康相关态度的形成和改变。例如接受吸烟是导致肺病的重要原因，并决定戒烟。

目标陈述：护理对象能接受……、护理对象能配合……、护理对象能表达……。

3. 技能目标 指学习者通过护士的指导和示范学习和掌握某种技能，并能正确实施操作。例如能正确实施胰岛素的自我注射。

目标陈述：护理对象能操作……、护理对象能示范……、护理对象能模仿……。

（三）制定教育计划

1. 确定教育内容 设立好教育目标后，应根据学习者的年龄、文化背景和学习能力等，选择适合其的教育内容，反复强化，循序渐进，才能确保教育目标的顺利完成。

2. 选择教育方法和资源 教育者根据教育目标、教育内容、学习人数和一些外在客观条件，选择合适的教育方法和资源。

3. 排列教学内容的优先顺序 根据人力、物力及其他教育资源的情况，合理安排教育的先后次序及教育方法，以期获得最佳的效果。

4. 书写健康教育计划 整个健康教育计划要有详细的进度安排，对每次教育活动应参加的人员、教学地点及教育环境、内容、时间安排、教育方法、教育所需的设备及教学资料等都应有详细的文字记录。

（四）实施教育计划

1. 选择适宜的时间 根据多数人比较方便的时间进行，避免在学习者吃饭、休息、生活、工作不便或身体很不舒适的时候进行，否则，影响学习的主动性和积极性。也以在护理过程中，随时给患者进行教育。

2. 创造学习环境 建立和学习者之间友好、和谐的人际关系，在轻松自在的学习环境中进行健康教育，让学习者逐步接受新知识，改变陈旧错误的不健康行为。

3. 注重学习者的个性特征 健康教育过程中还要注意学习者的个体特征，尤其是一些思想守旧、态度顽固消极或者学习能力不强的人，要对他们有耐心，反复进行教育。

4. 选择适当的教具和资源 在准备进行健康教育前选择好适当的教育用具和资源。可以是多媒体、图书、模型，也可以是宣传画或实物。

5. 使用有效的教学方法 教育方法多种多样，根据学习者的学习态度、能力和个性特征，选择适合其的最佳教学方法，也可以多个方法进行组合。

（五）评价教育效果

评价健康教育效果是将健康教育结果与预期学习目标进行比较的过程。评价虽然是教学过程的最后阶段，但它贯穿于教学的整个过程。评价的方法包括观察法、面谈和询问法、提问法、问卷法、检查考核法、记录法等。评价的内容包括影响健康教育的所有因素，如教学方法和内容是否适合学习者，教学时间安排是否合理，学习者能否跟上教学进度等。对于部分达到或根本未达到的目标，护士应根据评价结果分析原因，决定健康教育计划是停止、继续或修改。

二、健康教育的内容

按照我国健康教育与健康促进工作规划纲要（2005～2010年），健康教育主要有以下内容：

（1）建立和完善适应社会发展的健康教育工作体系。

（2）做好重大疾病和突发公共卫生事件的健康教育。

（3）广泛开展农村健康教育。

（4）深入开展城市社区的健康教育。

（5）以学校、医院、工矿企业和公共场所为重点，开展各类场所的健康教育工作。

（6）重点人群的健康教育。

（7）控制烟草危害与成瘾行为。

有害健康的八种行为：①吸烟；②饮酒过量；③不恰当的服药；④缺乏经常的体育锻炼或突然运动量过大；⑤热量过高或多盐饮食，饮食无节制；⑥不接受科学合理的医疗保健；⑦对社会压力产生适应不良的反应；⑧破坏身体生物节奏的生活方式。

（一）社区健康教育

1. 健康观念

（1）健康意识教育 健康意识主要是指个体和群体对健康的认知态度和价值观念。健康意识教育的内容主要包括现代健康的概念、健康对人类生存和发展的重要性，政府、社区、家庭和个人对维护健康承担的责任意识等。

（2）卫生公德、卫生法律、法规教育　改革开放以来，我国颁布了《中华人民共和国食品卫生法》、《中华人民共和国环境保护法》、《中华人民共和国传染病防治法》和《公共场所卫生管理条例》、《侵权责任法》等一系列法律、法规，各级政府也颁布了大量地方性卫生法规。大力普及卫生法律、法规，宣扬卫生公德，有利于提高社区居民的卫生法制意识和卫生道德观念，有助于社区卫生管理、环境管理和精神文明建设。

2. 健康知识

（1）身体保健知识　身体各重要器官如心、脑、肺、肝、肾、胃、肠、五官的位置，生理功能与保健等。

（2）疾病防治知识　心脑血管病、癌症、糖尿病等慢性非传染性疾病的防、治、护理、康复等知识。各种急性传染病的预防、隔离、消毒、疫情报告等知识。各系统常见病、多发病的预防，早期发现、诊断、治疗；家庭急救与护理等。

（3）生活卫生知识　饮食与营养卫生；家庭用药和医学常识，常用药的保管和服用方法；体温计、血压计、血糖仪的使用方法等；四害防治（苍蝇、老鼠、蚊子、臭虫、蟑螂等）；日常生活卫生常识。

（4）心理卫生知识　包括心理状态与健康和疾病的关系；如何调节情绪，保持心理平衡；如何防止和消除紧张刺激；如何正确处理夫妻之间、婆媳之间、父母与子女之间、同事之间的关系，如何保持家庭和睦和良好的人际关系；如何教育独生子女。

（5）安全教育　交通事故、煤气中毒、溺水、自杀、劳动损伤等意外伤害是死亡和伤残的常见原因。对社区居民进行安全教育，教育居民提高自我防护意识，规范操作，可以降低和防止意外事故的发生。

（6）中老年保健知识教育　包括中老年人的生理特点和心理特点；中老年人的饮食、运动、学习、工作、娱乐、休息等方面的保健知识；中老年人常见疾病防治知识等。

（7）生殖健康教育　包括生殖卫生、计划生育、优生优育优教知识；妇女经期、孕期、产期、哺乳期的生理特点和保健知识；妇科常见病防治知识等。

（8）环境保护知识教育　环境对健康的影响，是现代社会非常重要的原因之一，比如，生活垃圾的处理，噪声、空气、水域、食物的污染对人体健康的危害等，环境保护教育已迫在眉睫。

（9）卫生服务指南　包括了解并自觉利用社区卫生服务和医疗卫生防疫机构提供的卫生服务，主动参与健康普查、健康咨询、健康教育、健康促进活动；主动接受预防接种；有病及时就医及就医常识；遵从医嘱，坚持治疗等。

3. 健康行为　健康行为包括个体行为和群体行为，如饭前便后洗手，每天早晚刷牙，不乱扔乱倒，不随地吐痰，控制烟草危害与成瘾行为等。

（二）医院健康教育

疾病的种类繁多，医院健康教育的内容也呈现多样化，每个病种及其具体的健康问题、健康行为都可形成一组教育内容。医院健康教育的基本内容包括以下3个方面。

1. 疾病防治及一般卫生知识的宣传教育

（1）法定传染病的防治知识　包括传染源、传播途径、易感人群的相关知识，预防方法以及疫情报告、隔离、消毒、治疗、护理等知识。

（2）慢性非传染性疾病的防治知识　如心脑血管病、肿瘤等疾病的预防，治疗，康复等方面的知识。

（3）常见病的防治知识　包括内、外、妇、儿、五官、肿瘤、皮肤科等有关疾病的防治知识和抢救措施。

（4）仪器器械性治疗知识　如放射线、红外线、激光、针灸等治疗方法的适应证、禁忌证和有关注意事项等。

（5）检查化验知识　如血、尿、粪三大常规，各种血液生化功能检查，X线检查，心电图、B超、胃镜、CT、磁共振检查等，都应事先向患者说明检查中应注意的事项和采集标本方法及检验结果的解释。

（6）合理用药知识　各类药物的适应证、禁忌证、服法、剂量、副作用、保存等。各类中药的服法、煎制及适应证、禁忌证、全程服药的重要性等。

（7）就诊知识　如医院执业范围、分布、就诊流程、各项规章制度等。

（8）日常生活中饮食起居方面的卫生知识　如不同疾病患者及其家庭成员在接受治疗和康复过程中的注意事项等。

2. 心理健康教育　心理健康教育的目的是使人们了解心理健康与身体健康的关系，对患者及其家属进行心理健康教育，是积极有效的医疗措施，是医院健康教育的重要内容。

3. 行为干预　对重点人群的健康教育以行为干预为直接有效措施，比如烟民对烟草的依赖和成瘾行为，通过创设无烟环境（医院、学校、办公室、车箱、公共场所等），能阻止并减少吸烟量；对吸毒人员我国以法律来强制戒毒；对艾滋病高危人群的行为干预等。行为矫正是通过训练、强化、脱敏、厌恶疗法等方式，矫正不良行为习惯，建立健康的行为模式。比如，对于嗜好烟酒的人，向他们展示各种长期大量吸、食烟酒引发不治之症的图片，观看艾滋病患者、吸毒人员的行为后果的影像资料等，可以激发重点人群从内心改变行为方式的愿望与实践。自2011年酒后驾驶纳入刑法，交通事故的发生率下降了40%以上。

（三）农村健康教育

广泛开展农村健康教育与健康促进，积极推进“全国亿万农民健康促进行动”，是我国政府卫生工作的中心任务和健康教育的目标之一。以多种形式和多种渠道为农民送医药、送知识。加强农村流动人口和乡镇企业工人就业前健康教育培训。结合农村生态文明村镇建设，大力普及农村改水、改厕知识和技术，改善农村饮水和环境卫生状况。

（四）学校健康教育

根据《学校卫生工作条例》要求及相关规定，城乡各类学校要开设健康教育课，开展多种形式的健康教育活动，加强健康行为的养成，重点做好心理健康、控制吸烟、环境保护、远离毒品、预防艾滋病、意外伤害等健康教育工作。在各类学校中开展健康促进学校创建活动。

三、健康教育的方法

（一）讲授法

讲授法是以讲解为主的一种健康教育方法。它包括专题讲座法、个别会谈式讲解以及专业场所宣教。

1. 专题讲座法 专题讲座是一种较正式的传统健康教育方式，通常是由卫生专业技术人员对有关健康的某个专题进行讲座，使用口头和书面结合的方式，将信息传达给学习者。在进行专题讲座时应预先了解学习者的基本情况，如教育程度、职业等，讲授者讲授内容应简明扼要，时间不能过长，一般以30分钟为佳，以保持听众的注意力。演讲过程中注意反馈，在演讲结束后鼓励听众发问，形成双向沟通。

2. 个别会谈式讲解 个别会谈式教育是一种简单易行的方法，通常在家庭访视及卫生所的诊前及诊后时采用。需要与学习者建立良好的关系，会谈前教育者要对学习者的基本情况做一个基本的了解，如年龄、教育程度、家庭状态等。会谈从学习者最熟悉的人或事物谈起，可以帮助学习者建立信任感和亲切感。会谈过程中要及时了解学习者对教育内容的反应，鼓励其积极表达内心感受，并尊重学习者的想法。会谈结束后，教育者应总结教育内容，评估学习者的学习结果，如有必要，预约下次会谈时间。

3. 专业保健场所宣教 国内外一些专业保健场所，如康乐中心、医疗保健中心等，由专业人员对参与者在活动中开展健康教育，提高参与者的健康意识和知识水平。

（二）讨论法

讨论法是针对学习者的共同需要或相同的健康问题，以小组或团体为单位，展开讨论的一种教育方法。

1. 一对一讨论法 是一种简单易行的健康教育方法，一般在讨论之前教育者和学习者之间建立了良好的关系，及时解决学习者存在的健康问题。该法有利于鼓励学习者参与学习，教育者可以充分考虑学习者的个体化需求，根据其能力进行健康教育，同时还便于引入一些敏感的话题，如性病等。

2. 小组讨论法 小组讨论一般是由3个人以上组成，共同参与某一健康问题的讨论，大家各抒己见，集思广益，使学习者可以从小组成员那里获得帮助，而且小组成员之间可以相互学习。使用小组讨论时，护士应注意，讨论前备好有关资料和教具，事先通知讨论的主题，把握讨论的方向，控制好局面。参加小组讨论的成员应该在年龄、教育程度、健康状况等背景较相似，7～8人为佳。讨论开始先介绍参观人员及讨论主题，讨论过程中护士应注意主题、进程、时间的控制，鼓励人人参与，在结束时对讨论结果做简短的评价和总结。

（三）示范法

示范法通常应用于教授某项技术或技能，教育者示范某种技术操作过程，同时给予详细的解释，使学习者能仔细地了解该项技能的步骤及要点，之后学习者在教育者的指导下进行练习直到掌握该项技术。如糖尿病患者学会自己注射胰岛素。该法使用时教育者应当注意将整个操作分解成段，这样便于学习者接受和掌握；同时一定要动作规范化。如果示范的内容比较复杂，则可事先利用一些辅助工具，如图片、录像带、幻灯片等，进行简单说明，然后再示范。

（四）展示法

这种方法利用图片、图表、模型、标本的展示，例如门诊或病区走廊的宣传栏，编写健康知识小册子或以知识板报等方式，广泛传播各种常见病的防治知识。

（五）角色扮演法

角色扮演法是一种情景模拟活动。学习者模拟某一角色，将角色的言语、行为、表情及内心世界表现出来，以学习新的行为或解决问题的方法。角色扮演具有两大功能：一是具有测评的功能，在情景模拟中，可以测评学习者的内心世界；二是培训功能，可以帮助学习者通过角色扮演了解健康教育相关的知识。

（六）参观法

参观法是指根据健康教育内容，带领学习者实地参观，使学习者认识和了解即将面临的事情，帮助其获取信心。例如对于初产妇，参观产房可以降低产妇分娩的恐惧；对于即将接受手术的患者，参观术后恢复较理想的患者，能帮助患者增强对手术的信心。教育者使用参观法要注意提前告知参观者要参观的地方、人物、目的以及需要注意的问题。参观过程中允许参观者提问，参观后组织讨论，积极消除参观者的恐惧或疑虑。参观法的缺点是需要耗费大量时间和人力，而且参观对象和场所较难找到。

（七）计算机辅助教学法

计算机辅助教学法（computer aided instruction，CAI）是在计算机辅助下的各种教学活动，以 CAI 为学习者提供了一个良好的个性化学习环境。它可以综合利用多媒体、人工智能和知识库等计算机技术，使教学内容多样化、形象化、趣味性强，可以激发学习者的学习兴趣，特别是对于阅读能力差的学习者，这是一个非常好的教学方法，教育效果好。但是该法对于设备条件要求较高，在一些贫困地区较难开展。

第三节　影响健康教育的因素

健康教育是护理人员在一定的环境中和护理对象进行的互动过程。因此影响健康教育效果的因素主要来自三方面：护理人员、护理对象及环境。

一、护理人员方面

（一）教育意识薄弱

健康教育是护理人员的基本职能之一，我国部分护士对健康教育的意义认识不足，思想仍停滞在功能制护理状态，缺乏主动性。有的护士认为医生对患者的教育有一定的权威性和影响性，患者对医生才会言听计从，对护士不够信任。这种认知，影响了护理人员的信心和积极性，导致护士不能把健康教育融入正常的护理活动中。

（二）教育能力不足

教育能力包括相关的知识储备、教学能力、教学方法以及教育者对学习者的吸引力和影响力。我国护士的健康教育水平参差不齐，主要表现在以下方面：一是护士专业基础知识薄弱，不能完整、准确、系统地向患者介绍疾病的知识和专科护理技能；二是教学能力差、方法不当、教育形式单一，难以吸引听众；三是对患者或学习者的评估不足，不能因材施教；四是缺乏整体规划与实施健康教育的能力。

（三）护患关系紧张

在医院，护士每天和患者接触，难免会发生一些矛盾，导致护士和患者之间无法建立和谐的关系。护士得不到患者的信任，患者对护士产生抵触情绪，这样易导致患者对健康教育知识缺乏学习热情，影响教育效果。

二、护理对象方面

（一）对疾病认识不足

一般见于老年人群和农村地区。自我保健意识淡薄，是许多老年人的特点；农村由于经济、文化、卫生条件、生活习惯、地理位置的限制，健康教育与健康促进覆盖不全，多数农村人看病的需求仅限于治疗以解除痛苦。

（二）社会文化背景差异大

患者当中有领导干部、知识分子、工厂职工、农民等，他们的文化价值观、宗教信仰、人生态度和信念、学历层次、经济状况等会影响他们对健康和疾病的认识，能否接受健康教育并付诸行动差别很大。

（三）对护理人员的信任不足

由于过去护士学历、水平低，知识老化，教育能力不足，患者对护士健康教育的内容持怀疑态度，凡事相信医生的解释，影响了健康教育的理解和接受，偶尔医生和护士的解释出现了偏差就更加重患者对护士的不信任感。

（四）学习动机不足

学习动机是学习的需要、愿望或兴趣，是学习者学习的一种内在力量。对自身疾病的重视程度，家庭经济能力和负担，社会支持的多少等都会影响患者获得知识的渴望程度。护理人员在进行健康教育时，要注重激发学习者的学习动机，根据患者的反馈不断调整健康教育的内容和方法。

三、环境方面

教育环境的光线、温度、噪声、通风条件对学习效率、教育效果均有一定影响，应根据健康教育的内容和方式选择合适的环境。集体指导的项目，最好设有专门的健康教育室，室内布置应与教育内容相关，以渲染气氛，调动学习积极性。个别指导应重视环境的安静、舒适和私密性。例如指导初产妇母乳喂养的正确姿势时，应避免在大庭广众之下进行，最好安排单独的房间或设置屏风遮挡。

思考题

1. 健康教育的方法有哪些?

2. 实施健康教育时应注意哪些原则?

3. 健康教育的内容包括哪些方面?

4. 请完成下列案例的健康教育计划。

案例1：男性，52岁，饮酒30余年，每餐必饮白酒100g以上，否则进餐无味，但少有酒醉事件发生，请问：

(1) 对该男性的生活状态进行评估是什么健康问题?

(2) 请拟定一份切实可行的健康教育计划。

案例2："国际微笑列车"是一项对贫困地区唇裂、腭裂患者实施免费整复修补术的慈善项目，由当地民政部门组织到医院，患者文化程度极低，多半是文盲，卫生习惯差，羞于见人，自卑、恐惧是其共同特征，请您对患者的身心状态做一个全面的评估，拟定一份手术前后的健康教育计划。

(王延文)

第八章 多元文化与护理

学习目标

1. 掌握文化、文化休克的概念以及文化休克分期。
2. 熟悉多元文化对护理的影响。
3. 了解文化休克产生的原因，护理多元文化特征。

随着社会的进步，全球一体化的加速，经济的迅速发展，跨国界、跨区域人与人之间的交往、交流越来越广泛，出现了多种文化的人共同聚集在一起的社会——多元文化社会体系。这些现象意味着跨世纪的文化必然是多元文化，跨世纪护理人才必须更新护理观念。因此护士在对护理服务对象实施护理的过程当中，应综合考虑其生理、心理、社会、精神文化等方面的因素，明确并满足不同文化背景服务对象的需要，准确理解服务对象的各种行为，以适应多元文化的发展及生物－心理－社会医学模式的转变，提供适合服务对象文化背景的护理。

第一节 文化概述

文化是人的社会性的重要体现，在一定意义上讲，人本身也是文化的产物。自从美国的恩格尔教授提出了生物－心理和社会医学模式，人们已经深刻认识到社会因素对健康的影响非常广泛，其中的社会文化与健康文化影响着生命的整个过程。不同的社会文化背景下，医护人员、患者、家属及社区的健康行为和信念有很大差别，这将直接影响到护理的结果。

一、文化

（一）文化的概念与现象

1. 文化的概念 文化（culture）是一种社会现象，是人们长期创造形成的产物。同时又是一种历史现象，是社会历史的积淀物。美国文化人类学、社会学家克鲁克洪指出：文化是无处不在的。确切地说，文化是指人类在社会历史发展过程中所创造的物质文明和精神文明的总和。它是某一特定群体或社会在生活中形成的，并为其成员共有的生成方式的总和，其内涵极为丰富，包括一个国家或民族的历史、地理、风土人情、传统习俗、生活方式、文学艺术、行为规范、思维方式、价值观念等。

2. 文化现象 文化现象就是普遍存在的一种精神思想表现，包含三个方面：人们活动的物质财富、精神产品以及活动方式本身，又称为物质文化、精神文化和方式文化。物质文化主要是指与人类生活和生产活动相关的文化要素，凡是人类创造的用于满足人类生活与生产的物质需求的都为物质文化。生活上物质需求包括“衣、食、住、行”四个方面，而生产需求包括“生产资料和产品以及技术”等。不管有没有物质形态，只要人类创造文化的目的是为了满足精神需求的文化都是精神文化。方式文化包括生存方式、生活方式、生产方式、组织方式、思维方式、行为方式、社会遗传方式等七个方面，是文化现象最核心的内容。

3. 主流文化与亚文化 任何社会都有主流文化与亚文化之分。

（1）主流文化 主流文化是统治阶层和主流社会所倡导的文化，代表了社会的主要发展方向。

（2）亚文化 又称集体文化或副文化。指与主文化相对应的那些非主流的、局部的文化现象。当社会某一群体形成既包括主流文化的某些特征，又包括一些其他群体所不具备的文化要素的生活方式时，这种群体文化被称为亚文化。它是在主文化或综合文化的背景下，属于某一区域或某个集体所特有的观念和生活方式。一种亚文化不仅包含着与主文化相通的价值与观念，也有属于自己文化的独特的价值与观念。亚文化是一个相对的概念，是总体文化的次属文化。如年龄亚文化可分为青年文化、老年文化；生态学的亚文化可分为城市文化和乡村文化等。

（二）文化的特点

了解文化的特点，可以加深对于文化的理解。

1. 获得性 人的行为可以分为本能和学习两种。文化行为是人们经过后天的学习而获得的，并且占据了人类行为的大部分。动物也具有学习能力，但其学习的行为只是为了生存的本能。人类的学习却远非本能这么简单，人从出生后，在家庭、学校、社会环境中不断学习，训练思维和举动，直至成为社会上独立的一员，这就是文化训练的结果。例如吃的行为本身不是文化，但怎样吃就是一种文化 。

2. 共享性 文化是人类共有的，是人类历史的产物，不能为群体共享的就不是系统的文化。文化首先发生在某个特定区域，而后发展和成熟，再被其他地域的人们所接纳、吸收和同化，最后成为人类共有的文化。例如现代足球起源于英格兰，但它已经是全世界耳熟能详的一项体育运动了。

3. 强制性 精神强制是一种更深刻和伟大的力量，它主要通过自我约束来达到。精神文化观念深入人心，是一种内在的规则，不言自明。比如说在公交车上看到有孕妇上车，自觉地给其让座位，否则会产生内心的不安。这就是文化的精神强制力量。

4. 整合性 文化的每个因素是连锁的，互相支持形成了一个整合的系统。例如我国美丽的城市丽江，被世人誉为“东方威尼斯”、“高原姑苏”。在丽江，各民族相互之间的文化影响是双向和互动的。在相互尊重的前提下进行文化交流，各民族都会从其他民族的文化中汲取到有利于自己发展和繁荣的营养，从而形成与异文化和睦交融和一体化的局面，促进当地的发展。

5. 适应性　一种文化特质或模式能持续下去，是因为其有适应性。一个社会或一个组织能持续发展生存，是因为其文化的很多因素具有适应性。所以当人面临一个新的环境，就会通过改变自己的生活方式或观念以便更好的生活，所以文化不是一成不变的。

6. 民族性　文化具有鲜明的民族性。通过民族的生产和发展，人们逐步形成了自己民族的传统和风俗。在一定的民族范围内，不同形态的文化姿态各异。例如中国的筷子、日本的和服、欧洲的刀叉等。

（三）文化的功能

文化的功能可从不同的层面观察。从个体上看，文化可以塑造个人人格；从团体上看，文化起着目标、规范、意见和行动整合的作用；从整个社会层面上看，文化起着社会整合和社会导进的作用。

1. 整合功能　文化的社会整合功能包括价值整合、规范整合和结构整合三个方面。一个社会中的人们，价值观会有差异，但是经过统一文化的熏陶，就会在社会生活的基本方面达成大体一致的观念。文化的整合功能是民族团结和社会秩序的基础。一个社会如果缺乏整合，必将四分五裂。一个民族，由于共同拥有着一份共有的文化，所以即使他们不居住在一起，他们不生活在共同的制度下，也会有民族的认同感，也会在心理上和行为上连接在一起，不可分离。

2. 社会导进功能　文化的社会导进功能包括提供知识、协调社会管理、巩固社会进步成果三方面。社会导进必须以知识为动力，而新的知识，包括新的理论、科学、技术，依赖于文化上的发明和发现。同时，文化是一份社会遗产，这种遗产是逐步积累的。文化在新制度建设过程中以及建成以后，在新的发展阶段上再起着协调整合作用，以维持新制度的秩序和稳定。

3. 反向功能　文化不仅具有正向功能，而且有反向功能。美国学者 R·默顿认为，社会并非总是处于整合状态，非整合状态也兼而有之。个人和群体并不总是顺从社会规范，违反社会规范的情形也是时常发生的。这种非整合状态和违规行为并不是偶然的，而是文化功能的一种表现形式。例如社会的机会结构是一种文化安排，这种机会结构使一部分人通过合法的方式去追求自己的目标，而使另一部分人通过非法的方式去追求自己的目标。前者是文化的正向整合功能的表现，后者是反向的非整合功能的表现。正向功能保持社会体系的均衡，反向功能破坏这种均衡。

4. 区分功能　在不同群体、民族或国家之间，文化所包含的本质区别远远要比肤色、语言、地域深刻得多。文化是社会或民族分野的标志。例如美国是崇尚个人主义的社会，强调个性自由及个人的成就。我国和日本都是崇尚集体主义的社会。

5. 塑造功能　没有人出生时就带着特定的文化特色，文化是通过学习、大脑加工和处理而形成的。人通过接受各种文化教育，不断促进个性的形成和发展，掌握生活技能，形成正确的价值观、自我概念和社会角色。

二、文化休克

不同文化背景的人会形成不同的观念定势、思维定势、价值标准定势及行为方式定势。当一个人从自己熟悉的文化环境到另一个完全陌生的文化环境之后，在短时间内他可能会产生“文化休克”。

（一）文化休克的概念

“文化休克”（cultural shock）是1958年美国人类学家奥博格（Kalvero Oberg）提出来的一个概念，是指一个人进入到不熟悉的文化环境时，因失去自己熟悉的所有社会交流的符号与手段而产生的一种迷失、疑惑、排斥甚至恐惧的感觉。例如二战日军投降后，在我国东北留下了约3000个孩子，这些日本孤儿在我国的文化环境中生活了三四十年，随着改革开放，一些人迁回日本，虽然“回归”日本，但他们面对的却是一个全新的社会生活环境，在语言、生活方式、经济等各方面会有更大的适应难度。心理学家调查发现，这些回归者回归日本3个月后焦虑、敌意、恐怖情绪显著提高。

（二）产生文化休克的原因

1. 社会角色内涵的改变 当个体从一个熟悉的环境突然到另一个陌生的环境，丧失了自己本来所处环境的社会角色，容易造成情绪消极。如一些国内出名的音乐家，到国外只得靠刷盘子养活自己，角色内涵出现巨大的落差，造成心情沮丧和严重焦虑。

2. 价值观的矛盾和冲突 长时期形成的母文化价值观与异国文化中的一些价值观不和谐或相抵触，造成行为上的无所适从。例如我国以儒学为核心，以佛教为宗教的文化体系和西方以基督教为核心的文化体系具有不同的文化特色。我国传统文化认为双数是吉利的数字，“666”在我国是吉祥数，在美国却是魔鬼复活的日子。

3. 风俗习惯的差异性 不同文化背景的人都有不同的风俗习惯，东、西方文化之间存在着相当大的差异。例如我国传统将红色视为“喜庆”“吉祥”的象征，而白、黑两种颜色为“不吉利”的颜色。因此在重大节日或者婚礼上会穿红装、挂红灯笼、贴红“喜”字。而在丧礼中，人们都会穿黑或白颜色的衣服，代表对已经过世人的哀悼。但西方人则非常喜欢白和黑这两种颜色。外国新娘穿白色，表圣洁，参加晚会时我国女性一般穿黄色或紫色的衣服，表高贵，而外国女性则穿黑色的衣服，表典雅。

4. 沟通障碍 人到了一个新的环境，语言的陌生和文化背景的差异可导致无法和当地人进行良好的沟通甚至可能产生歪曲误解。沟通可分为语言沟通和非语言沟通两种。

5. 孤独 由于沟通障碍或是无人可沟通，导致无助感和孤单的产生。主要是当人们到了一个新环境感到生疏和恐惧，同时又没有交到新朋友，家人和熟悉的朋友又不在身边，会产生很强的孤独感。

6. 个体差异 个体的年龄、性格、性别、经历等个体特征的不同，直接关系到文化休克对个体的影响。例如青年人比老年人易于适应环境，接受新鲜事物和异地文化的能力较强，应对文化休克时遭受的挫折较小；从小经历曲折的人比一直生活单纯的人更易适应新生活。

（三）文化休克的分期

“文化休克”可以经历四个阶段：兴奋期（honeymoon phase），沮丧（或敌意）阶段（anxiety or rejection phase），恢复调整阶段（regression and adjustment phase），适应阶段（acceptance and adaptation phase）。

1. 兴奋期　兴奋期指人们初到一个渴望的新环境，由于有新鲜感，心理上很兴奋，情绪上出现亢奋和高涨。根据个体面临的新环境，这个阶段一般持续几星期到半年。来到新的文化环境中后，刚开始，对所见所闻都感到新鲜，对看到的人、景色和食物等等一切都感到新奇，生活充满着憧憬，往往处于乐观的、兴奋的“蜜月”阶段。虽然有的人在整个短期逗留中都可能停留在这阶段，不会有“文化休克”，但是，只要是较长时间生活在异国文化环境中，都会进入第二阶段，即沮丧（敌意）阶段。

2. 沮丧阶段　沮丧阶段指蜜月阶段过后，由于生活方式、生活习惯和思维方式等方面的不同，尤其是个体原有的文化价值观念与其新环境的文化价值标准产生矛盾和冲突，在国外生活的兴奋感渐渐被失望、失落、烦恼、悔恨和焦虑所代替。这个阶段一般持续几个月到一年的时间（当然，并不是所有人都肯定会经历沮丧阶段的）。这阶段，处在自身文化与新文化的剧烈冲突中的“异乡人”由于孤独和种种生活的不便，原以为是规范的，良好的生活行为与方式在异国文化中频频碰壁，有“梁国虽好但非自己”的感受，很容易感到迷惑和挫折。此期是文化休克过程中最难渡过的时期。

3. 恢复调整阶段　恢复调整阶段指在经历了一段时间的沮丧和迷惑后，个体逐渐适应新的生活，找到了应对新文化环境的方法，逐渐了解和熟悉新环境中的“软文化”和“硬文化”。在熟悉了本地的语言以及食物、味道、声音等非语言信息，了解了当地的风俗习惯，理解到异国文化不仅有优点，也有缺点，并非蜜月阶段的“什么都好”或沮丧阶段的“什么都不好”，采用一定的适应方式如聚会、交朋友等建立起新的人际关系，修复自我并形成新的行为模式。

4. 适应阶段　一般来说，能过渡到恢复调整阶段的人都能进入适应阶段的。在这阶段，个体已经“入乡随俗”，焦虑消失了，心理上基本适应了新的文化环境，适应了当地的风俗习惯，能融入新环境。

（四）文化休克的表现

1. 焦虑　焦虑是指个体处于一种模糊的不适感中，是自主神经系统对非特异性或未知的威胁的一种反应。

（1）生理表现　坐立不安、失眠、疲乏、声音发颤、手颤抖、出汗、面部紧张、瞳孔散大、眼神接触差、尿频、恶心和呕吐，特别动作如反复洗手、喝水、进食抽烟等，心率增加、呼吸频率增加、血压升高。

（2）情感表现　自诉不安、缺乏自信、警惕性增强、忧虑、持续增加的无助感、悔恨、过度兴奋、容易激动、爱发脾气、哭泣、指责和谴责他人，常注意过去而不关心现在和未来，害怕出现意料不到的后果。

（3）认知表现　心神不定，思想不能集中，对周围环境缺乏注意，健忘或思维中断。

2. 恐惧 恐惧是指个体处于一种被证实的、有明确来源的惧怕感中。文化休克时恐惧的主要表现是躲避、注意力和控制缺陷。个体自诉心神不安、恐慌，有哭泣、警惕、逃避的行为，冲动性行为和提问次数增加，疲乏、失眠、出汗、晕厥、夜间噩梦，尿频、尿急、腹泻、口腔或咽喉部干燥，面部发红或苍白，呼吸短促、血压升高等。

3. 沮丧 由于对陌生环境的不适应而产生失望、悲伤等情感。

(1) 生理表现 胃肠功能衰退，出现食欲下降、体重下降、便秘等问题。

(2) 情感表现 忧愁、懊丧、哭泣、退缩、偏见或敌对。

4. 绝望 绝望是指个体认为没有选择或选择有限，万念俱灰，以致不能发挥主观能动性。文化休克时，绝望的主要表现是生理功能低下，表情淡漠，言语减少，感情冷漠，被动参加活动或拒绝参与活动，对以往的价值观失去评判能力。

第二节 多元文化护理

多元文化护理是指护士按照不同护理对象的文化背景采取不同的护理方式，以满足护理对象生理、心理、精神及社会文化等方面的护理需要。随着社会的发展，护理学已逐步形成以人为中心，研究自然、社会、文化教育和心理等多种因素对人体健康的影响，从而进行整体护理的学科。护理职业的重点在于理解人类对于健康和疾病的反应，而文化在某种意义上是人类的第二本性，这将导致护理对于文化的密切关注。临床护理涉及的文化冲击常见于语言、宗教信仰、饮食习惯、伦理道德、价值观等问题。所以，护士首先应了解和熟悉患者的文化背景，分析文化差异对患者的影响，站在多元文化角度为患者提供护理，以减缓文化冲击，帮助患者适应文化环境。

一、护理的多元文化特征

实施多元文化护理是护理的多元文化特征所决定的。

（一）护理学科理论体系的多元文化特征

不同民族、不同文化背景产生不同的行为规范，导致不同的社会发展。多元文化即多民族文化，由于社会经济与科学技术的广泛发展，促进了国与国、地区与地区、民族与民族之间的文化交流，形成多元文化社会。护理学是一门边缘、交叉学科，是以社会科学、自然科学等多领域的知识为理论基础的综合性应用科学，其理论涉及面广，具有多元文化的特征，而且呈动态变化，随着社会需求和医学模式的改变而变化。

（二）临床护理模式的多元文化特征

现代护理理论主要是以西方文化和医学理论为基础，目前我国医院广泛应用的护理程序、整体护理模式等均由国外引入。但是我国几千年的文明历史，使传统中医仍然在不断地应用与发展，并且对护理学有着深远的影响，表现在临床护理中，除了西医护理外，还存在着我国特有的护理类型——中医护理和中西医结合护理。如在中医院里，中西医相结合的护理充分体现了护理模式的现代与传统、东方与西方的文化兼容性。

（三）护理职能、任务和工作内容的多元文化特征

现代医学模式和现代健康概念都对护理工作提出了多层次的要求，使护理内容由原来单一的疾病护理转向全面的整体护理，护理工作不再局限于医院而走进社区、家庭。护理职能的范畴包括治疗、预防、保健、康复，赋予护士教育、管理、研究等多种任务及角色，甚至在死亡不可避免的条件下，提供高质量的临终护理等，从而要求护士文化知识的全面性、多元性。

（四）护理对象的多元文化特征

护理工作的对象可能来自不同国家和不同民族。他们的文化背景包括学历程度、个人经历、宗教信仰、生活习俗、价值观等方面的差异，导致其对健康和生命的不同认识，对死亡的不同理解，对悲伤的不同表现形式及对护理的不同需求。

二、多元文化对护理的影响

在护理工作中，由于患者来自不同的国家、不同的民族、不同的岗位，有着不同的宗教信仰，并且担任着不同的社会角色，对疾病的认识也不同，对医疗、护理的要求也不同。这些对护理工作的开展产生了一定的影响。

（一）语义理解差异

在不同的文化背景下，即便是相同的语言也可能内涵不同。文化的情境可以影响个体从他人说或写的内容中寻找不同的意义。我国、日本属于高情境文化国家，即人们在沟通中十分依赖非语言的线索和细微的情境线索，他们没说出的内容可能比说出的内容更为重要。而欧洲和北美国家则体现出了一种低情境文化，人们在沟通中主要依赖意义传递过程中使用的词汇。在护理过程中，护士应考虑患者的文化因素，准确地判断患者语言的真正含义，以便提供恰当的服务。

（二）非语言沟通的差异

身体语言是非语言沟通的重要手段之一。人们不仅可以通过文字语言进行沟通，还可以通过动态无声的目光、表情、手势语言等身体运动或静态无声的身体姿势、衣着打扮等非语言形式来传递或表达沟通信息。相同的表情、姿势，在不同的文化背景之下传递的信息可能不同，甚至可能截然相反。例如，“V”型手势在很多国家表示胜利的意思，而对于希腊人，这个手势则是对他人极大的不恭。针对这种身体语言差异可能造成的沟通障碍，护士一般可以使用重复确认的方法来避免理解差异的问题。

（三）环境及医院体制的差异

一些研究表明，外籍人员就诊时不愿选择我国医院的原因除语言因素外，还存在医疗体制的差异和医院环境造成的不便。由于体制及国情的差异，中外医院在就诊程序、医护人员的行医习惯及服务理念上均有不同。因此在护理工作中，护士应针对这些差异进行充分的解释，取得患者的理解和配合。要简化就诊程序、提高医疗服务质量，完善外籍人员的医疗保险体制，以满足外籍患者的需求。

（四）对医疗护理要求的差异

如欧美患者，护士要充分尊重他们的知情权和隐私权，告诉他们患了什么病，要

做什么检查，可能出现的反应，疾病的过程及预后等，使他们对自己的疾病有所了解，配合我们的医疗护理，促进疾病的早日康复。而对于我国患者，因要考虑患者的心理承受能力，所以通常先将病情告诉家属。

（五）住院心态的差异

不同社会地位或经济基础的患者，对周围的关系持不同的心态。作为护士应对这些不同的患者情况有大致的了解，才能在护理工作中分别对待。

（六）宗教信仰及风俗习惯的差异

许多住院患者有宗教信仰及各自的民族风俗，作为护士不但要了解其所患疾病，还要了解他们的信仰、风俗习惯，要尊重他们，允许他们默经诵佛及做祈祷，保佑平安 。

三、满足患者文化护理需要的策略

面对具有不同文化底蕴的护理对象，提供具有不同内涵的多元文化护理是当前护理的发展趋势。多元文化模式对人的健康、疾病、治疗、护理、保健、照顾的认识和需求有所不同。当患者从一个熟悉的文化环境来到一个陌生的文化环境时，受到陌生文化冲击常常会产生心理和生理上的失衡。因此护士必须从患者的文化立场出发，了解患者的文化背景，站在多元文化角度为患者采取相应的护理措施。

（一）更新护理观念，改变护理教育模式

目前，我国各大医院都在广泛开展和推行整体护理模式，这种模式要求护士更新护理观念，从以“疾病为中心”转到“以患者为中心”和“以人的健康为中心”的护理理念。护理教育应该将这种护理理念贯穿到教学过程中，改变传统的教学模式，培养护士从多元文化观念出发进行院内患者护理、院外社区保健、家庭护理、老年护理等，以帮助患病的人、健康的人保持或恢复健康。护理教育的内容应增加人文知识，将护理教育与治疗、预防、康复、保健结合起来，对目前的培养护理人员的标准、知识结构、护理教育模式、评估和考核标准进行全面的改革。

（二）尊重患者的风俗习惯

为了满足患者多元文化的需求，护士应了解与研究不同种族、民族、区域的健康观、疾病观及护理保健手段；增加不同种族、不同民族的文化知识，以融入文化护理。我国是一个多民族国家，不同民族之间在自身发展过程中形成了不同的文化体系，对健康、疾病、生死观、价值观等均存在认识上的差异，并因此导致不同的民族文化习惯、宗教信仰、饮食习惯等。如北方人嗜面食、烈酒、咸味，南方人则不同，湖南人嗜辣，而江浙人偏甜。因此，要对不同对象提供相应的护理，就必须了解不同种族、民族、区域的文化和习俗，针对需要，以人文、历史、地理等知识来缩短医患间的差距，达到有效的沟通。

（三）创造良好的就医环境

对于患者来说，医院是一个非常陌生的环境，而且患者本身还带着病痛，这些会让患者感到不适，容易引起文化休克。开展多元文化护理的前提之一是就医环境的人

文化，应该为患者建立一个“舒适、方便、安全”的就医环境。建筑设计以方便患者就诊流程为原则，在环境布局上充分体现以人为本，恰当地使用装饰物、背景音乐等，使患者有“家”的感觉。例如有的医院门诊大厅宽敞明亮，楼顶是用玻璃钢建造的，抬头便可以看到蓝天白云，让患者因病而郁闷的心情为之舒畅。无论住院部还是门诊都从人性化的设计出发，最大限度简化就诊流程，在每个层面设有专门的候诊区，计算机叫号显示屏显示，使患者能在宽松、安静的环境中候诊。每一层楼均设有便民收费处，减少患者排队的麻烦。再如给患者做手术时，可根据患者的文化背景、民族、音乐爱好等选择背景音乐，可以很好地缓解患者的紧张情绪。

（四）尊重患者的内心体验和感受

护士面对的患者是来自五湖四海的，由于不同民族的文化背景和社会生活环境不同，生活方式、习惯、道德、信仰和价值观等差异很大，对健康问题有不同的解释方式、应对模式和感受，护士应从患者的角度出发，体谅其语言和行为，做到“用患者的眼睛看世界，用患者的心来感受世界”。不能嘲笑患者的愚昧落后，不能对患者不理不睬。例如对信基督教的患者忌说“星期五”和“十三”，应了解佛教患者不吃荤或在天黑时吃荤，伊斯兰教徒在睡前、饭前都要跪在毡垫上做祷告，毡垫不允许用脚踩及跨越，祷告时，不允许别人在附近站着或经过。不同的民族也有各自的禁忌，如泰国人不允许别人触摸头部，否则被认为是莫大的侮辱等。护理工作中除尊重宗教信仰外，还要用通俗易懂的语言进行卫生知识宣传教育，加强患者对疾病的正确认识。

（五）建立和谐的护患关系

护患关系是一种专业性的互动关系，护士要建立和患者之间符合文化现象的人际关系以及符合治疗需求的护患关系。由于护患双方都有属于自身的知识、感觉、情感、对健康与疾病的看法以及不同的生活经验，这些因素会影响相互的感觉和期望，并进一步影响护患之间的沟通和护理效果。例如护士在给患者进行健康教育时过多使用医学术语如体位引流、胃肠减压等，会让患者产生距离感和迷惑，会加重患者的文化休克。只有运用好沟通技巧，才能实施有效的护理措施，实现其工作目标。美国一项调查表明，文化护理是把方便让给患者、把实惠送给患者、把温馨留给患者，从而加快患者身心康复，缩短住院日，降低医疗费用，提高患者对医疗护理工作的满意度。

（六）开展中西医结合护理

中医是我国的宝贵文化遗产，中医护理是其重要组成部分，由于东、西方文化背景不同，我们可以将二者之间的共同部分与互补部分进行结合，利用现代仪器设备观察病情，监护生命体征，以及实施护理程序，而中医护理技术操作如穴位注射、拔火罐、穴位按摩、针灸等简便易学又行之有效，能减轻患者痛苦，解决实际问题，是西医护理操作所不可替代的，将中西医护理的特长结合起来并加以发展应用，对提高护理的价值和地位是有一定影响和作用的。

多元文化护理是现代护理的发展方向，护士作为护理的提供者，应不断完善自我，具备良好的专业和文化素养，提高思想认识，学习各种社会文化知识，尊重不同文化背景下患者的不同需求，为患者提供符合其文化需求的高质量护理。

思考题

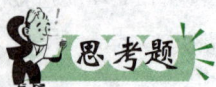

1. 文化休克分哪几期，分别包括哪些内容？
2. 如何满足患者的多元文化护理需求？

（朱春风）

第九章 护理与法律

学习目标

1. 掌握医疗护理差错与医疗意外、护士的法律责任、护生的法律责任。

2. 熟悉法律的定义、护理立法的意义、护理工作中的潜在法律问题、护理工作中法律纠纷的防范。

3. 了解法律的分类、我国医疗卫生相关的法律体系、我国医疗卫生法规、护理立法的简史。

护患关系属于一种工作关系，在护理活动过程中，难免会涉及到一些法律问题。随着我国法制的健全、完善及人们维权意识的增强，护理中的法律问题已引起护理学术界和每位护理人员的高度重视。护理人员不仅要掌握专业知识，还应学习与护理工作有关的法律、法规，自觉用法律手段规范、调整各种护理活动和行为，这不仅可进一步提高护理服务质量，减少法律问题及纠纷，也能更好地维护患者及护理工作者的权利，促进护理专业的发展。

第一节 概 述

法律（law）是由国家立法机关制定的行为规范准则，依靠国家强制力调整各种社会关系，其严肃性、公正性及强制性是其他规范手段都无法取代的。在社会生活中，个人或团体的行为必须与国家的法律、法规相一致，否则将受到法律的制裁。为确保护理行为合法化、规范化，避免医疗纠纷的发生，护士必须学法、懂法。

一、法律的定义

法律有狭义及广义，狭义的法律指国家立法机关制定的规范性文件；广义的法律泛指国家制定或认可并由国家强制力保证执行的行为规则。通常说的法律即指狭义的法律，包括法律、法令、条令等具体形式。

二、法律的分类

依据不同标准，将法律分为以下体系。

（一）成文法和不成文法

依据法律是否具有文字划分为成文法和不成文法。成文法又称制定法，具有文字表现形式；不成文法又称习惯法，由国家机关认可，但不具有文字表现形式。

（二）实体法和程序法

依据法律所规定的具体内容不同划分为实体法和程序法。实体法规定人们在政治、经济、文化等方面的社会关系中所具有的权利和义务；程序法是为保证实体法规定的权利和义务的实现而制定的诉讼程序上的法律，如民事诉讼法、刑事诉讼法等。

（三）根本法和普通法

依据法律的内容和效力不同划分为根本法和普通法。根本法即宪法，具有最高法律效力，规定国家制度、公民的基本权利和义务、国家机构的设置等内容。普通法规定国家的某项制度或调整某类社会关系，法律效力次于根本法。

（四）一般法和特别法

依据法律的调整范围不同划分为一般法和特别法。一般法针对一般的人和事，在不特别限定地区和期间内有效。特别法对于特定的人和事，在特定的地区、时间内有效。

（五）国内法和国际法

依据制定和实施主体的不同划分为国内法和国际法。国内法由一国创制，适用于该国主权管辖范围内。国际法由不同主权国家参与制定或公认，适用于调整国家之间相互关系，国际法的主要形式是国际条约和国际惯例。

此外，法律还有其他的分类方法，如根据法律渊源分为直接渊源和间接渊源的法律；根据法律的调节手段不同，分为民事法、行政法和刑事法；根据法律所调节的社会关系不同，分为经济法、劳动和社会保障法、教育法和卫生法等。

三、我国医疗卫生相关的法律体系

法律体系又称之为部门法体系，是指将一个国家全部现行法律规范，按照一定的标准和原则划分为不同的法律部门而形成的内部和谐一致、有机联系的整体。医疗卫生法律体系是我国法律体系的一个重要组成部分，现行的医疗卫生法律体系可概括为五大方面，即医疗资质管理、医疗执业管理、医疗技术管理、医疗相关产品管理和医疗监督管理。

四、我国医疗卫生法规

（一）医疗卫生法的概念

医疗卫生法是由国家制定或认可，并由国家强制力保证实施的关于医疗卫生方面法律规范的总和。医疗卫生法通过对人们在医疗卫生和医疗实践中各种权利与义务的规定，调整、确认、保护、发展良好的医疗法律关系和医疗卫生秩序。

（二）医疗卫生法的特点

1. 以保护公民的健康权利为宗旨 医疗卫生法的主要作用是维护公民的身体健康，

体现在保证公民享有国家规定的健康权和治疗权及惩治侵犯公民健康权利的违法行为。

2. 技术规范与法律相结合　从法律上规定了防治疾病、保护健康的规则，最大限度地保障了就医人员的权益。

3. 调节手段多样化　从可能侵害人体健康的多方面、多层次立法，并吸收、利用了其他部门的法律，增加了调节手段。

（三）医疗卫生法的表现形式

我国的医疗卫生法是由一系列法律、法令、条例、通令等规范性文件组成，主要有以下几种形式。

1. 宪法中有关医疗卫生方面的规定　宪法是制定医疗卫生法律、法规的重要依据。宪法第21、23、25、45和49条中，都有医疗卫生方面的规定，这些规定是对医疗卫生工作的总体要求。

2. 医疗卫生法律和其他法律中的有关规定　医疗卫生法律和其他法律中的有关规定是由全国人民代表大会常务委员会制定和颁布的医疗卫生方面的单行法律，如《中华人民共和国传染病防治法》、《中华人民共和国母婴保护法》、《中华人民共和国献血法》、《中华人民共和国执业医师法》、《中华人民共和国食品安全法》、《中华人民共和国职业病防治法》、《中华人民共和国药品管理法》等。

3. 医疗卫生行政法规、法令、规则、条例　医疗卫生行政法规、法令、规则、条例由国务院、卫生部制定和颁布的关于医疗卫生方面的法规、法令、规则、条例等都是医疗卫生法的渊源，如《医疗事故处理条例》、《血液制品管理条例》、《护士条例》、《突发公共卫生事件应急条例》、《医院投诉管理办法（试行）》、《医疗技术临床应用管理办法》、《中华人民共和国食品安全法实施条例》、《孕产期保健工作管理办法》、《孕产期保健工作规范》、《处方管理办法》、《医疗机构消毒技术规范》、《医院空气净化管理规范》、《关于维护医疗机构秩序的通告》等。

4. 地方医疗卫生法规　地方医疗卫生法规由地方各级权力机关、行政机关制定的本地区各种医疗卫生法规、条例等，是我国医疗卫生法渊源的补充。如《河南省实施献血法办法》、《天津市医疗卫生机构医疗废物管理实施办法》、《四川省〈中华人民共和国母婴保健法〉实施办法》、《云南省农村医疗卫生条例》等。

5. 国际法中有关医疗卫生方面的公约条例　我国参加签署和承认的国际上有关的公约、法规，如《国际卫生条例》（2005年）、修正的《1961年麻醉品单一公约》（申明对第四十八条第二款保留）和《1971年精神药物公约》（申明对第三十一条第二款保留）。此类国际公约一经申请加入，即对我国产生法律约束力，并成为国内医疗卫生法律的渊源。

（四）医疗卫生法的任务

1. 保障公民的身体健康　公民维护自身的生命安全和身体健康是我国宪法赋予的基本权利，也是法律重点保护对象。

2. 保障医务人员和其他业务人员的正常工作秩序和合法权益　国家基本法和卫生法明确规定，患者及其家属有义务尊重科学，尊重医务人员的权益，有责任维护国家医疗卫生管理秩序，不容许寻衅滋事或侵害医务工作者的合法权益。对殴打医护人员、砸毁公物、扰乱医疗秩序等违法行为，法律将予以严正的制裁。

3. 促进经济和医疗卫生科技的发展 现代经济、科技的发展，促进了医疗科技的进步，如人类辅助生殖技术、人体器官移植技术的开展及基因组图谱和信息的使用，促使了《人类辅助生殖技术管理办法》、《人类精子库管理办法》、《人体器官移植技术临床应用管理暂行规定》、《人体器官移植条例》、《临床基因扩增检验实验室管理暂行办法》等相应的卫生法律法规出台。而健全、完善的卫生法律法规，又为经济和医疗卫生科技的发展提供了法律依据和保障。

4. 维护国家主权，促进国际贸易交流 随着现代科技的发展，国际社会的政治、经济、文化交流日益频繁，跨国界的疾病传播、携毒、贩毒、违反国际贸易公约的交易，都需要建立相应的法律体系，以约束和制裁相关事件和人员，起到维护国家主权和尊严的重要作用。

（五）医疗卫生违法行为及法律责任

医疗卫生违法行为指个人、组织所实施的违反医疗卫生法律、法规的行为。其侵犯了医疗卫生法律所保护的社会和个人的利益，从违反法律性质来看，可分为医疗卫生行政违法、医疗卫生民事违法和医疗卫生刑事违法行为。医疗卫生违法行为所承担的法律责任相应为行政责任、民事责任及刑事责任。

1. 行政责任 行政责任是指个人、组织实施违反医疗卫生法律法规的一般违法行为而承担的法律后果，分为医疗卫生行政处罚和医疗卫生行政处分。医疗卫生行政处罚指医疗卫生行政机关对违反卫生法律、法规、规章应受到制裁的违法行为，予以警告、罚款、没收违法所得、责令停产停业、吊销许可证等处罚，或根据卫生法律、行政法规规定实施的其他行政处罚；医疗卫生行政处分是医疗卫生行政机关对违反法律、法规的下属工作人员实施的纪律惩罚，包括警告、记过、记大过、降级、开除等。

2. 民事责任 民事责任指根据民法及医疗卫生专门法律规范的规定，个人或组织对实施侵害他人人身、财产权的民事不法行为应承担的法律后果。民事责任主要是弥补受害方当事人的损失，以财产责任为主。

3. 刑事责任 刑事责任指行为人实施了犯罪行为，严重侵犯医疗卫生管理秩序及公民的人身健康权而依法应当承担的法律后果。医疗卫生法上的犯罪主体多为特定主体，这种主体即包括由不法行为造成严重后果的个人，也包括由不法行为造成严重后果的单位或单位的直接责任人员。

五、医疗护理差错与医疗意外

（一）医疗护理差错

医疗护理差错是指在诊疗护理过程中，医护人员因责任心不强，粗心大意，不按规章制度办事或技术水平低下，致使工作中出现过失，但经过及时纠正未给患者造成严重后果或未造成任何后果的医疗纠纷。根据所造成的后果不同，又可将医疗护理差错分为严重差错和一般差错。严重差错指医护人员的诊疗护理过失行为已给患者的身体健康造成了一定的损害，延长了治疗时间，增加了患者的经济负担；一般差错则指尚未对患者的身体健康造成损害，无任何不良反应。

（二）医疗事故

医疗事故是指医疗机构及其医务人员在医疗活动中，违反医疗卫生管理法律、行政法规、部门规章和诊疗护理规范、常规，过失造成患者人身损害的事故。为了正确处理医疗事故及规范医务人员的医疗和护理行为，我国相继颁布了以下法律法规：《医疗事故处理条例》、《医疗事故技术鉴定暂行办法》、《医疗事故分级标准（试行)》、《医疗机构病历管理规定》、《医院投诉管理办法（试行)》和《病历书写基本规范》(2010 年)。

（三）医疗意外

医疗意外是在诊疗护理工作中，由于无法抗拒的原因，导致患者出现难以预料和防范的不良后果的情况。医疗意外包括两种情况：①在医疗活动中由于患者病情异常或者患者体质特殊而发生医疗意外；②在现有医学科学技术条件下，发生无法预料或者不能防范的不良后果。

具体来讲，医疗意外具有两个特征：其一，患者死亡、残疾或功能障碍的不良后果发生在诊疗护理工作中；其二，不良后果的发生，是医护人员难以预料和防范的，或者说是他们不能抗拒或者不能预见的原因引起的。

第二节　护理立法

护理法是由国家规定或认可的关于护理人员的资格、权利、责任和行为规范的法律法规，是以法律的形式对护理人员在教育培训和服务实践方面所涉及的问题予以限制。护理法中确立了护理的概念、独立性、教育制度、教学内容、教师的资格、护士的执业、考试及注册、行政处分原则等。护理法的各项内容具有法律的效力，对护理工作有约束、监督和指导的作用。每位护理人员都必须在护理法所规定的范围内发挥作用。

一、护理立法简史

护理立法始于 20 世纪初，各国为了消除当时护理工作的混乱现象，保证医疗护理质量，保证护理向专业化方向发展，先后颁布了适合本国政治、经济、文化特点的护理法。

1903 年，美国的北卡罗来纳州、纽约州、新泽西州、弗吉尼亚州率先颁布了《护士执业法》。

1919 年，英国率先颁布了第一部护理法。随后，荷兰、意大利、美国、加拿大、波兰等国也相继颁布了护理法或护士法。日本于 1948 年正式公布了护士法。

1947 年国际护士委员会发表了一系列有关护理立法的专著。1953 年世界卫生组织发表了第一份有关护理立法的研究报告。1968 年国际护士委员会特别成立了一个专家委员会，制定了护理立法史上划时代的文件——“系统制定护理法规的参考指导大纲”，为各国制定护理法必须涉及的内容提供了权威性的指导。

我国于2008年1月23日公布了《护士条例》，于5月12日起正式实施；2010年12月23日中华人民共和国卫生部印发了《医院实施优质护理服务工作标准（试行）》，2011年6月23日印发了《临床护理实践指南（2011版）》，2012年4月28日颁布了《卫生部关于实施医院护士岗位管理的指导意见》。其他先后颁布过的一系列卫生法令、指示、暂行规定、办法等，其中有些内容也涉及到了护理领域。

二、护理立法的意义

护理立法具有维护护士的合法权益，规范护理行为，促进护理事业发展，保障医疗安全和人体健康的作用和意义。

（一）维护护士权利

《护士条例》中明确规定了护士享有的权利：

（1）有按照国家有关规定获取工资报酬、享受福利待遇、参加社会保险等。任何单位或者个人不得克扣护士工资，降低或者取消护士福利等待遇。

（2）有获得与其所从事的护理工作相适应的卫生防护、医疗保健服务的权利。

（3）从事直接接触有毒有害物质、有感染传染病危险工作的护士，有依照有关法律、行政法规的规定接受职业健康监护的权利。

（4）患职业病的，有依照有关法律、行政法规的规定获得赔偿的权利。

（5）有按照国家有关规定获得与本人业务能力和学术水平相应的专业技术职务、职称的权利。

（6）有参加专业培训、从事学术研究和交流、参加行业协会和专业学术团体的权利。

（7）有获得疾病诊疗、护理相关信息的权利和其他与履行护理职责相关的权利，可以对医疗卫生机构和卫生主管部门的工作提出意见和建议。

另外，在《2012年推广优质护理服务工作方案》中也明确规定了保障护士合法权益的三项内容：①切实落实护士编制；②保证护士福利待遇；③落实支持保障措施。

（二）促进护理科学化、管理法制化，保障护理安全

护理立法从法律角度规范了护理制度、护理执业活动及护理行为，使其在制定、执行过程中做到有法可依、违法必究。通过护理立法，促进了护理管理的法制化，对确保护理工作的稳定性及连续性，保障护理安全及提高护理质量，起到了积极作用。

（三）促进护理教育的科学发展

护理法制定了护理专业人才培养和护理活动的规范和标准，促进了护理专业向现代化、专业化、科学化、标准化的方向发展。

（四）促进护理人员不断学习提高

护理法规定了护士资格、注册、执业范围等。在《护士条例》中明确规定：“取得《中华人民共和国护士执业证书》的护士执业注册有效期为5年，5年期满必须按规定

延续执业注册。”因而，护理法用法律的手段促使护理人员不断学习、更新知识，推动了护理事业的整体发展。

（五）有利于维护一切护理对象的权益

《2012 年推广优质护理服务工作方案》明确指出改善临床护理服务：①深化护理模式改革。推行责任制整体护理工作模式，为患者提供全面、全程、专业、人性化的护理服务。②全面履行护理职责。责任护士全面履行护理职责，关注患者身心健康，做好专业照顾、病情观察、治疗处置、心理支持、沟通和健康指导等任务，为患者提供整体护理服务。③加强护理内涵建设。责任护士能够正确实施治疗处置，密切观察、评估患者病情并及时与医师沟通，配合医师共同完成诊疗计划，同时，加强与患者的交流，尊重关心爱护患者，增进护患信任。④提高专科护理水平。责任护士运用专业技术知识，对患者开展个性化的健康教育，指导进行康复锻炼，促进患者功能恢复，解决护理疑难问题，提高专科护理水平，保障患者安全，提高医疗质量和效率。⑤积极开展延伸服务。鼓励建立随访制度，实行专科随访和专病随访相结合。有条件的医院可以与社区卫生服务机构建立合作关系，为社区急危重症患者转入医院开辟“绿色通道”等。因而，从法律角度保证了护士承担的“患者权益维护者”的角色功能，同时以法律的形式规定了患者的权利。

护理法对患者、护士的责、权、利的明确规定，既督促护士以“慎独”精神律己，又能保证护士应有的人格和自尊；既最大限度维护了患者权益，又明确了患者应尽的义务及责任。总之，护理法在促进护患关系和谐及护理事业发展起到了重要保障作用。

第三节　护理工作中涉及的法律问题

患者接受护理及护理人员从事护理活动都受到法律的保护，侵犯了任何一方的正当权益都将受到法律的制裁。在护理实践过程中，每位护士都应熟知护理职责的法律范围，最大限度地维护服务对象的合法权益，防止法律纠纷发生；同时，护士也应注意保护自己的合法权益，促进护患关系的和谐。

一、护士的法律责任

护士在执业中必须依法从事，遵守职业道德和医疗护理工作的规章制度及技术规范，正确执行医嘱，观察患者的身心状态，对患者进行科学的护理。护士在从事护理活动时，必须遵循以下原则：发现患者病情危急时应当立即通知医师；在紧急情况下为抢救垂危患者生命，应当先行实施必要的紧急救护；在日常护理活动中，应承担预防保健工作、宣传防病治病知识、进行康复指导、开展健康教育及提供卫生咨询等义务；在自然灾害、公共卫生事件等严重威胁公众生命健康的严重突发事件时，应服从安排参加医疗救护。如果护士执业违反医疗护理规章制度及技术规范，则由卫生行政部门视情节予以警告、责令改正、中止注册直至取消注册；护士行为造成患者严重人身损害，构成医疗事故时，依法追究其法律责任。

（一）处理及执行医嘱

医嘱是护士对患者实施评估及治疗的法律依据。执行医嘱时，护士应熟知各项医疗护理程序、药物的作用、毒副反应及使用方法。护士处理医嘱时，应严格执行“三查八对”制度，确信无误后准确执行。若有疑问，必须向医生问明白，确认准确后方执行，不可随意篡改医嘱或盲目执行医嘱。若发现医嘱错误，应及时向医生指出，更正后方可执行；若医生执意不改，护士有权拒绝执行，并及时向护士长或上级主管部门报告。若护士明知医嘱错误，但未提出质疑，或由于疏忽大意而忽视了医嘱中的错误，由此造成严重后果的，护士应与医生共同承担法律责任。

（二）执行独立性及合作性护理任务

护士应熟知护理权限，正确判断护理范围，严格按照护理规范、操作标准实施护理。超出护理权限或没按规范、标准进行护理，造成患者损害的，根据患者损害程度，护士将承担相应的法律责任。

（三）护理记录

护理实践中，各种护理记录既是医生判断诊疗效果，调整治疗方案的重要依据，也是评判护理质量的标准之一。在医疗纠纷案件中，护理记录还将成为举证与举证倒置的直接依据。

（四）入院与出院

护士根据自己的职权范围，严格按照医院的规章制度，对患者进行正确处理。接诊急救患者时，应以高度的责任心，全力以赴地配合其他救治人员进行抢救。如果因护士拒绝、不积极参与或工作拖沓而使患者致残或死亡，可被起诉，以渎职罪论处。若患者拒绝继续治疗，要求自动出院，护士应耐心说服，患者或其法定监护人尚执意要求出院，则应让患者或其法定监护人在自动出院栏上签字，同时做好护理记录。

（五）麻醉药品及其他药品的管理

护士在临床上有机会接触诸如鸦片、杜冷丁、吗啡等麻醉药品，若对这些药品进行窃取、盗卖或自己使用，则会构成贩毒、吸毒罪。因而，护士应严于律已，不要以身试法。

二、护生的法律责任

护生在进入临床实习前，应该清楚自己的法定职责范围，严格依照学校及医院的要求和专业团体的规范操作制度进行护理工作。《护士条例》第二十一条明确规定：“在教学、综合医院进行护理临床实习的人员应当在护士指导下开展有关工作”。如果护生脱离专业护士或教师的监督指导，擅自行事并损害了患者的利益，护生应对自己的行为承担法律责任。若带教护士指派的工作超出护生的能力，发生护理差错或事故，则由带教护士承担主要的法律责任。

三、护理工作中潜在的法律问题

（一）侵权与犯罪

侵权是指侵害了国家、集体或者他人的财产及人身权利。侵权可分为四种：侵犯国家、集体或他人的财产；侵害公民的生命权利；侵害公民的姓名权、隐私权、肖像权、名誉权及荣誉权；侵害知识产权等。侵权行为可通过民事方式，如调解、赔礼、赔物、赔款等解决。在护理工作中，一些情况易被误认为侵权，如隔离措施、制动、禁食等，应向患者解释清楚，这些护理活动不属于侵权。

犯罪是危害社会、触犯国家刑律、应当受到法律惩处的行为。犯罪可根据个人主观方面的内容不同而分为故意犯罪和过失犯罪。故意犯罪是明知自己的行为会发生危害社会的结果，仍然希望或放任这种结果的发生。过失犯罪是指应当预见到自己的行为可能会发生危害社会和他人的结果，因疏忽大意而没有预见，或者虽有预见而轻信能够避免，以至发生严重后果而构成犯罪。

（二）疏忽大意的过失与犯罪

疏忽大意的过失，是指行为人应当预见自己的行为可能发生危害社会的结果，因为疏忽大意而没有预见，以致发生危害社会的结果。若这种过失给患者带来一定程度的损失和痛苦，但并不严重，未构成法律上的损害，则属于失职，不构成犯罪。

如果因疏忽大意的过失或过于自信的过失，造成患者出现不可挽回的损害，则构成过失犯罪。《中华人民共和国刑法》规定："医务人员由于严重不负责任，造成就诊人员死亡或严重损害就诊人员身体健康的，判处3年以下有期徒刑或拘役"。

（三）收礼与受贿

受贿罪是指国家工作人员利用职务上的便利，为行贿人谋取私利，而非法索取、接受其财物或不正当利益的行为。患者痊愈出院，对护士优良服务表示感激，向护士赠送一些纪念品时，不属于贿赂范畴。但若是护士主动向患者或家属示意并收取大额资金、财物时，则犯了索贿、受贿罪。

四、护理工作中法律纠纷的防范

（一）强化法制观念

作为护士应明确法律与护理工作的关系，加强相关法律法规的学习，并将掌握的法律知识应用于护理实践中，依法从事护理活动，认真履行护士职责。

（二）规范护理行为

在护理工作中护士应严格遵守和执行专业团体及工作单位的护理操作规程、质量标准要求，注重知识更新，以最新的标准、最佳的护理质量，保证患者安全，防止法律纠纷的发生。

（三）选择安全的工作环境

安全的护理环境，是提高护理质量、减少法律纠纷的保障之一。安全的护理环境应具备如下条件：①能根据患者数及病情轻重安排相应数量及资格的护士；②有正规的法令、政策、操作规程及相应的监督机制；③仪器设备状态良好；④全体护理人员有学习新技术、新仪器使用，了解最新护理质量标准、要求的深造机会。

（四）建立及维护良好的护患关系

建立及维护良好的护患关系是防止产生法律纠纷的重要措施之一。护士应尊重患者的人格、尊严、信仰及价值观等，真诚地与患者沟通，学会换位思考，以自己的专业知识及能力，为患者提供高质量的身心护理，获得患者的理解与支持，减少法律纠纷的产生。

（五）促进信息的沟通

护士应加强与患者及其家属的沟通，以便及时了解患者的情况，准确解释患者及其家属提出的问题；加强与医生、其他护士及有关的其他人员沟通，反馈必要的信息，掌握治疗护理方案的变化，确保患者的安全。

（六）做好各种护理记录

护理记录是护士书面沟通的重要渠道之一，同时也是重要的法律依据。准确、及时地做好护理记录，不仅是对患者负责的一种表现，也是医院质量管理水平的一种反映，在法律纠纷发生时还是重要的举证倒置的依据。

（七）参加职业保险

是指从业者通过定期向保险公司交纳保险费，在职业保险范围内一旦突然发生责任事故时，由保险公司承担对受损害者的赔偿。保险公司可在政策范围内为投保人提供法定代理人，以保证投保人受到法庭的公正审判。参加职业保险是对护理人员自身利益的一种保护，它虽然不能摆脱护理人员在护理纠纷或事故中的法律责任，但由于保险公司给予的经济赔偿，在一定程度上帮助护士减轻了因事故发生对自身造成的负担。

法律是强化护理管理，是护理专业走向法制化、规范化、科学化发展的重要保证。由于法律对护理学科的理论研究及人才培养、护理从业人员考评和在职教育实施情况做出了明确规定，因而从整体上保证了护理学科的学术地位及从业护士的素质。

病案举例

男，46岁，在门诊注射室行肌内注射后次日出现注射侧下肢麻木行走困难。医疗鉴定为：坐骨神经损伤（行此操作的护士平素责任心强，护龄为10年，当时选择注射的部位为左侧臀大肌）。

本案例从操作护士的工作态度、技术上分析，注射定位不应发生错误。有人报道过：臀大肌肌内注射时，有可能在定位准确无误情况下，仍因药物的浸润和扩散而导致坐骨神经损伤。该案例存在举证倒置情况，操作护士应注意证据保全。

举证责任倒置：指基于法律规定，将通常情形下本应由提出主张的一方当事人（一般是原告）就某种事由不负担举证责任，而由他方当事人（一般是被告）就某种事实存在或不存在承担举证责任，如果该方当事人不能就此举证明，则推定原告的事实主张成立的一种举证责任分配制度。

思考题

1. 某冠心病患者因心衰急诊入院。医嘱：①西地兰 0.4mg 加 50% GS 20ml 静脉注射 st；②呋塞米 80mg 加 5% GS 250ml 静脉滴注 qd；③硝酸甘油 5mg 加 10% GS250ml 静脉滴注 qd。当呋塞米组液体静脉滴注到一半时，患者出现恶心、呕吐、烦躁等临床症状，详细询问病史，告知既往有“糖尿病”病史。请判断护士的行为属于哪种情形。

2. 患儿，男，2 岁，某护生为其行臀部肌内注射，注射后哭闹不止，次日患儿出现了注射侧下肢活动受限，医疗鉴定为：坐骨神经损伤。请问：责任由谁负？

3. 某医院心内科为患者行氯化钾静脉滴注同时泵入酚妥拉明，致使患者出现静脉炎。请问：如何判断责任。

4. 某患者因肺部感染入院，入院后护士遵医嘱给予患者静脉注射 0.9% NS20ml + 菌必治 1g。护士在执行推药时，给患者及家属介绍说这是消炎药，当时患者及家属没有异议，但在执行注射过程中患者出现大汗淋漓，四肢湿冷，脸色苍白，口唇发绀，即予停止推注，立即通知医生，并配合医生进行一系列抢救措施，最终患者因过敏性休克经抢救无效死亡。请问：护士有无差错？

（宋思源）

附表1 患者入院护理评估单

姓名______ 科别____ 床号____ 住院病历号____

（一）一般资料

性别：□男 □女 年龄：____ 职业：____ 民族：____ 籍贯：____ 宗教：____

文化程度：□文盲 □小学 □初中 □高中 □中专 □大专 □大学及以上

婚姻状态：□未婚 □已婚 □离婚 □再婚 □丧偶

医疗费用：□省医保 □市医保 □自费 □其他

家庭住址：______

联系人：______ 与病人关系______ 联系电话：______

入院时间：______ 通知医师时间：______

入院方式：□步行 □扶助 □轮椅 □平车 □背送 □抱送 □其他：______

入院陪送：□家人 □朋友 □其他：______

入院诊断：______

（二）健康评估

既往病史：□无 □有______

过敏史：□无 □有 过敏药物： 过敏食物： 其他：______

饮食：□正常 □异常： □嗜好______

睡眠：□正常 □入睡困难 □多梦 □易醒 □药物：______

大便：□正常 □便秘 □腹泻 □造口 □其他：______

小便：□正常 □尿失禁 □尿潴留 □留置导尿管 □其他：______

自理能力：□自理 □部分依赖 □完全依赖

肢体活动：□自如 □障碍：______ □瘫痪： □偏瘫 □单瘫 □截瘫 □交叉瘫

带管情况：□无 □有______

生命体征：体温____℃ 脉搏____次/分 呼吸____次/分 血压____ mmHg

意识状态：□清醒 □嗜睡 □意识模糊 □昏睡 □浅昏迷 □深昏迷

皮肤完整性：□完整 □破损：______ □压疮______

视力：左眼 □正常 □障碍：______右眼 □正常 □障碍：______

听力：左耳 □正常 □障碍：______右耳 □正常 □障碍：______

情绪：□正常 □悲伤 □焦虑 □孤独 □恐惧 □兴奋 其他：______

职业状态：□在岗 □下岗 □务农 □无业 □个体经营 □丧失劳动能力

家属状态：□关心 □过于关心 □欠关心 □无人照顾

备注（专科护理评估）：______

______

______

______

______

______。

评估护士（签名）：

评估时间：年 月 日 时 分

注：参考湖南地区统一用表

附表 2 护理计划单

姓名________ 科别____ 床号____ 住院病历号____

开始		护理诊断/护理问题	护理目标	护理措施	效果评价	停止		护士签名
日期	时间					日期	时间	

第 页

附表3 健康教育计划单

姓名________ 科别____ 床号___ 住院病历号____

教育内容	教育时间	教育方法				教育对象	教育者签名	效果评价				评价者签名
		口头讲解	图文宣传	示范训练	视听材料			掌握	部分掌握	未掌握	评价日期	

附表 4　护理记录单

姓名________　科别____　床号____　住院病历号____

日期	时间	护理记录（PIO）	签名

第　　页

附表5　患者出院护理评估单

姓名________　科别____　床号____　住院病历号____

一、护理小结（住院期间护理程序实施情况与存在问题）

____

____

____

____。

二、出院指导

1. 健康教育(1) 患者对所患疾病的防治知识：　有　无

(2) 卫生习惯和科学的起居知识：　有　无

(3) 患者对现在或潜在的健康问题：　有　无

2. 休息和功能锻炼____

3. 饮食____

4. 自我监测和护理（药物治疗、伤口处理、病情观察等）________________

____

5. 复查____

6. 其他____

三、评价（由护士长全面了解情况后负责评价）

1. 患者评价：　优　良　中　差

2. 护理效果评价：　优　良　中　差

护士长签名________________　护士签名________________

年　月　日

附　录

附录一　NANDA2001～2002 年的 155 个护理诊断

（英汉对照，以关键词首字母排序）

A

Activity Intolerance	活动无耐力
Risk for Activity Intolerance	有活动无耐力的危险
Impaired Adjustment	调节障碍
Ineffective Airway Clearance	清理呼吸道无效
Latex Allergy Response	胶乳过敏反应
Risk for Latex Allergy Response	有胶乳过敏反应的危险
Anxiety	焦虑
Death Anxiety	对死亡的焦虑
Risk for Aspiration	有误吸的危险
Risk for Impaired Parent/Infant/Child Attachment	有亲子依恋受损的危险
Autonomic Dysreflexia	自主性反射失调
Risk for Autonomic Dysreflexia	有自主性反射失调的危险

B

Disturbed Body Image	身体意象紊乱
Risk for Imbalanced Body Temperature	有体温失调的危险
Bowel Incontinence	排便失禁
Effective Breastfeeding	母乳喂养有效
Ineffective Breastfeeding	母乳喂养无效
Interrupted Breastfeeding	母乳喂养中断
Ineffective Breathing Pattern	低效性呼吸型态

C

Decreased Cardiac Output	心排血量减少
Caregiver Role Strain	照顾者角色紧张
Risk for Caregiver Role Strain	有照顾者角色紧张的危险

Impaired Verbal Communication	语言沟通障碍
Decisional Conflict	决择冲突
Parental Role Conflict	父母角色冲突
Acute Confusion	急性意识障碍
Chronic Confusion	慢性意识障碍
Constipation	便秘
Perceived Constipation	感知性便秘
Risk for Constipation	有便秘的危险
Ineffective Coping	应对无效
Ineffective Community Coping	社区应对无效
Readiness for Enhanced Community Coping	有增强社区应对的趋势
Defensive Coping	防卫性应对
Compromised Family Coping	妥协性家庭应对
Disabled Family Coping	无能性家庭应对
Readiness for Enhanced Family Coping	有增强家庭应对的趋势

D

Ineffective Denial	无效性否认
Impaired Dentition	牙齿异常
Risk for Delayed Development	有发展迟滞的危险
Diarrhea	腹泻
Risk for Disuse Syndrome	有废用综合征的危险
Deficient Diversional Activity	缺乏娱乐活动

E

Disturbed Energy Field	能量场紊乱
Impaired Environmental Interpretation Syndrome	认识环境障碍综合征

F

Adult Failure to Thrive	成人身心衰竭
Risk for Falls	有摔倒的危险
Dysfunctional Family Processes: Alcoholism	家庭运行功能不全：酗酒
Interrupted Family Processes	家庭运行中断
Fatigue	疲乏
Fear	恐惧
Deficient Fluid Volume	体液不足
Excess Fluid Volume	体液过多

Risk for Deficient Fluid Volume	有体液不足的危险
Risk for Fluid Volume Imbalance	有体液失衡的危险

G

Impaired Gas Exchange	气体交换受损
Anticipatory Grieving	预感性悲哀
Dysfunctional Grieving	功能障碍性悲哀
Delayed Growth And Development	成长发展迟缓
Risk for Disproportional Growth	有不成比例生长的危险

H

Ineffective Health Maintenance	保持健康无效
Health – Seeking Behaviors	寻求健康行为
Impaired Home Maintenance	持家能力障碍
Hopelessness	无望感
Hyperthermia	体温过高
Hypothermia	体温过低

I

Disturbed Personal Identity	自我认同紊乱
Functional Urinary Incontinence	功能性尿失禁
Reflex Urinary Incontinence	反射性尿失禁
Stress Urinary Incontinence	压力性尿失禁
Total Urinary Incontinence	完全性尿失禁
Urge Urinary Incontinence	急迫性尿失禁
Risk for Urge Urinary Incontinence	有急迫性尿失禁的危险
Disorganized Infant Behavior	婴儿行为紊乱
Risk for Disorganized Infant Behavior	有婴儿行为紊乱的危险
Readiness for Enhanced Organized Infant Behavior	有增强调节婴儿行为的趋势
Ineffective Infant Feeding Pattern	无效性婴儿喂养型态
Risk for Infection	有感染的危险
Risk for Injury	有受伤的危险
Risk for Perioperative – Positioning Injury	有围手术期体位性损伤的危险
Decreased Intracranial Adaptive Capacity	颅内适应能力下降

K

Deficient Knowledge	知识缺乏

L

Risk for Loneliness	有孤独的危险

M

Impaired Memory	记忆受损
Impaired Bed Mobility	床上活动障碍
Impaired Physical Mobility	躯体活动障碍
Impaired Wheelchair Mobility	借助轮椅活动障碍

N

Nausea	恶心
Unilateral Neglect	单侧性忽视
Noncompliance	不依从行为
Imbalanced Nutrition: Less Than Body Requirements	营养失调：低于机体需要量
Imbalanced Nutrition: More Than Body Requirements	营养失调：高于机体需要量
Risk for Imbalanced Nutrition: More Than Body Requirements	有营养失调的危险：高于机体需要量

O

Impaired Oral Mucous Membrane	口腔黏膜受损

P

Acute Pain	急性疼痛
Chronic Pain	慢性疼痛
Impaired Parenting	父母不称职
Risk for Impaired Parenting	有父母不称职的危险
Risk for Peripheral Neurovascular Dysfunction	有外周神经血管功能障碍的危险
Risk for Poisoning	有中毒的危险
Post - Trauma Syndrome	创伤后综合征
Risk for Post - Trauma Syndrome	有创伤后综合征的危险
Powerlessness	无能为力感
Risk for Powerlessness	有无能为力感的危险
Ineffective Protection	防护无效

R

Rape – Trauma Syndrome	强暴 – 创伤综合征
Rape – Trauma Syndrome: Compound Reaction	强暴 – 创伤综合征：复合性反应
Rape – Trauma Syndrome: Silent Reaction	强暴 – 创伤综合征：隐匿性反应
Relocation Stress Syndrome	迁居应激综合征
Risk for Relocation Stress Syndrome	有迁居应激综合征的危险
Ineffective Role Performance	无效性角色行为

S

Bathing/Hygiene Self – Care Deficit	沐浴/卫生自理缺陷
Dressing/Grooming Self – Care Deficit	穿着/修饰自理缺陷
Feeding Self – Care Deficit	进食自理缺陷
Toileting Self – Care Deficit	如厕自理缺陷
Chronic Low Self – Esteem	长期自尊低下
Situational Low Self – Esteem	情境性自尊低下
Risk For Situational Low Self – Esteem	有情境性自尊低下的危险
Self – Mutilation	自伤
Risk for Self – Mutilation	有自伤的危险
Disturbed Sensory Perception (Specify: Visual, Auditory, Kinesthetic, Gustatory, Tactile, Olfactory)	感知紊乱（具体说明：视觉、听觉、运动觉、味觉、触觉、嗅觉）
Sexual Dysfunction	性功能障碍
Ineffective Sexuality Patterns	无效性性生活型态
Impaired Skin Integrity	皮肤完整性受损
Risk for Impaired Skin Integrity	有皮肤完整性受损的危险
Sleep Deprivation	睡眠剥夺
Disturbed Sleep Pattern	睡眠型态紊乱
Impaired Social Interaction	社交障碍
Social Isolation	社交孤立
Chronic Sorrow	长期悲伤
Spiritual Distress	精神困扰
Risk for Spiritual Distress	有精神困扰的危险
Readiness for Enhanced Spiritual Well – Being	有增强精神健康的趋势
Risk for Suffocation	有窒息的危险
Risk for Suicide	有自杀的危险
Delayed Surgical Recovery	术后康复迟缓

Impaired Swallowing	吞咽障碍

T

Effective Therapeutic Regimen Management	执行治疗方案有效
Ineffective Therapeutic Regimen Management	执行治疗方案无效
Ineffective Community Therapeutic Regimen Management	社区执行治疗方案无效
Ineffective Family Therapeutic Regimen Management	家庭执行治疗方案无效
Ineffective Thermoregulation	体温调节无效
Disturbed Thought Processes	思维过程紊乱
Impaired Tissue Integrity	组织完整性受损
[Ineffective Tissue Perfusion (Specify Type: Renal, Cerebral, Cardiopulmonary, Gastrointestinal, Peripheral)]	组织灌注无效(具体说明类型:肾脏、大脑、心肺、胃肠道、外周)
Impaired Transfer Ability	转移能力障碍
Risk for Trauma	有外伤的危险

U

Impaired Urinary Elimination	排尿障碍
Urinary Retention	尿潴留

V

Impaired Spontaneous Ventilation	自主呼吸受损
Dysfunctional Ventilatory Weaning Response, DVWR	功能障碍性撤离呼吸机反应
Risk for Other - Directed Violence	有对他人施行暴力的危险
Risk for Self - Directed Violence	有对自己施行暴力的危险

W

Impaired Walking	行走障碍
Wandering	漫游状态

附录二　护理诊断内容举例

一、营养失调：低于机体需要量

【定义】

个体营养素的摄入量不能满足其代谢需要量的状态。

【诊断依据】

主要依据

1. 低于理想体重的20%以上。
2. 营养素的摄入量低于膳食推荐量。
3. 三头肌皮褶厚度，上臂中围均低于正常值。

次要依据

1. 有摄入不足的因素存在。
2. 典型营养不良表现有皮肤干燥、弹性差，毛发枯落，肌肉无力，血管脆性增加，情绪不稳定等。

【相关因素】

1. 病理生理因素　①代谢率增加性疾病、肿瘤、感染、甲状腺功能亢进、外伤等；②消化吸收障碍性疾病；③吞咽、咀嚼困难，如口腔疾病、脑血管疾病等。

2. 治疗因素　口腔手术及药物或射线治疗的胃肠道副反应等。

3. 情境因素　①营养知识缺乏；②情绪高度紧张或抑郁引起神经性厌食和呕吐等；③因经济困难、运输障碍或意外事件导致食物缺乏；④民俗文化的饮食型态使摄入量过少。

4. 年龄因素　①婴儿及儿童的父母缺乏喂养知识，生长发育迅速，需要量增加；②青年人有神经性厌食、节食过度；③老年人缺齿、味觉迟钝或缺乏食物等。

二、体温过低

【定义】

个体体温低于正常范围的状态。

【诊断依据】

主要依据

1. 体温低于正常范围。
2. 怕冷、面色苍白、皮肤冰冷。

次要依据

1. 末梢循环充盈缓慢，甲床发绀。
2. 汗毛竖立、脉搏增快、血压升高。

【相关因素】

1. 病理生理因素 下丘脑病变、休克、恶液质等。

2. 治疗因素 药物引起血管扩张，酒精擦浴散热过多。

3. 情境因素 ①在低温环境暴露时间过长；②衣着过少；③摄入热量不足；④不活动。

4. 年龄因素 ①新生儿皮下脂肪少，体表散热面积大，加之体温调节中枢发育不完善；②老年人代谢率低，皮下脂肪少。

三、体温过高

【定义】

个体体温高于正常范围的状态。

【诊断依据】

主要依据

体温在正常范围以上。

次要依据

1. 皮肤潮红、触摸发热。
2. 心率、呼吸增快。
3. 可有抽搐或惊厥发生。

【相关因素】

1. 病理生理因素 各种感染性疾病及非感染性致热疾病。

2. 治疗因素 药物或麻醉影响散热过程，体温升高。

3. 情境因素 在高温环境暴露过久，剧烈运动，衣着不当等。

4. 年龄因素 未成熟儿。

四、便秘

【定义】

个体正常排便习惯改变，便次减少和（或）排出干、硬便的状态。

【诊断依据】

主要依据

1. 排便次数每周少于 3 次。
2. 排出干、硬成形便。

次要依据

主诉直肠饱胀感，排便费力；左下腹可触及包块；此外，可能有食欲减退、口臭、口腔溃疡、头痛、腰背痛。使用缓泻剂等。

【相关因素】

1. 病理生理因素 感觉运动障碍，内分泌疾病，电解质紊乱，营养不良，肛门、会阴、腰背部疼痛性病灶，结肠发育不良等。

2. 治疗因素 腹部手术等治疗性限制，麻醉药、钙剂、抗生素等药物副反应。

3. 情境因素 活动量少，精神、工作压力大，环境陌生等干扰排便规律。此外，饮食过细、过精、缺乏纤维素及饮水过少等。

4. 年龄因素 儿童饮食过精、没有接受定时排便训练。老人肠蠕动减慢，活动量少。

五、腹泻

【定义】

个体排便次数增多，大便不成形或排出松散、水样便的状态。

【诊断依据】

主要依据

便次增多（>3 次/日），松散、水样便。

次要依据

腹痛、肠鸣音亢进，大便量增多及颜色变化，有里急后重感。

【相关因素】

1. 病理生理因素 胃肠道疾病，内分泌代谢性疾病，营养性疾病等。
2. 治疗因素 药物副反应，管喂饮食等。
3. 情境因素 饮食改变，环境改变（水土不服等），焦虑及应激状态。
4. 年龄因素 婴幼儿生理性腹泻、辅食添加不当；老年人胃肠及括约肌功能减退。

六、大便失禁

【定义】

个体排便不能自主的状态。

【诊断依据】

排便不自主，失去控制。

【相关因素】

神经肌肉疾病，认知感知障碍，胃肠疾病及括约肌功能失调、结肠手术后等。

七、压迫性尿失禁

【定义】

个体腹压增加时，有不自主的少量（<50ml）排尿的状态。

【诊断依据】

主要依据

腹压增加时（咳嗽、喷嚏）有尿流出现象。

次要依据

尿频、尿急。

【相关因素】

1. 腹腔压力增加　肥胖、妊娠、腹水及肿瘤等。
2. 膀胱充盈过度或括约肌功能减退。
3. 骨盆支持组织乏力或退行性变。

八、反射性尿失禁

【定义】

个体膀胱充盈到一定限度时，出现不自主排尿的状态。

【诊断依据】

主要依据

1. 缺乏膀胱充盈感。
2. 部分或全部丧失膀胱充盈后的自主排尿感。
3. 膀胱充盈达到一定限度时，不随意收缩或痉挛。

次要依据

神经损伤，排尿反射弧破坏。

九、急迫性尿失禁

【定义】

个体出现强烈排尿感觉时，立刻出现不自主排尿的状态。

【诊断依据】

主要依据

1. 尿频、尿急。
2. 膀胱收缩或痉挛。
3. 有急迫排尿感时，即不自主排尿。

次要依据

夜尿，排尿量少（<100ml）或过多（>550ml），来不及到厕所就排尿。

【相关因素】

1. 引起膀胱刺激征的因素　膀胱感染、出血，尿液浓缩，机械刺激等。
2. 膀胱容量减少　膀胱手术、持续导尿。
3. 膀胱充盈过度　大量饮水、利尿剂等。
4. 神经系统疾病导致感觉障碍等。

十、功能性尿失禁

【定义】

个体不能预知的、不自主的排尿状态。

【诊断依据】

主要依据

急于排尿感，找到排尿场所前出现不自主地排尿。

【相关因素】

1. 感知（视力）、认知障碍。
2. 驱体移动障碍。
3. 环境障碍　陌生、照顾不当、厕所太远或设施不合理等。

十一、完全性尿失禁

【定义】

在排除其他各种尿失禁的情况下，个体处于持续的、不可预测的排尿状态。

【诊断依据】

主要依据

1. 膀胱不充盈，也没有膀胱收缩，尿液不自主、不断地流出。
2. 治疗无效。

次要依据

1. 缺乏膀胱充盈感。
2. 对尿失禁无感觉。

【相关因素】

1. 泌尿道畸形，如尿道裂、尿道口异位、膀胱外翻等。
2. 手术激惹逼尿肌。
3. 中枢神经病变使个体感知、认知及运动障碍。

十二、尿潴留

【定义】

个体处于膀胱不能完全排空的状态。

【诊断依据】

主要依据

1. 膀胱处于充盈状态。
2. 无排尿或间歇性的少量排尿。

次要依据

1. 有膀胱充盈感。
2. 排尿后膀胱有残尿。
3. 排尿困难、尿滴沥。

【相关因素】

均与病理生理因素有关。

1. 排尿反射弧受抑制，如盆腔手术、脊髓疾病。
2. 膀胱以下机械性梗阻。
3. 膀胱功能障碍。

十三、气体交换受损

【定义】

个体肺泡与微血管之间的氧和二氧化碳气体交换减少的状态。

【诊断依据】

主要依据

1. 呼吸困难、烦躁不安、易激动、嗜睡。
2. 低氧血症、高碳酸血症、血氧饱和度下降。

次要依据

慢性缺氧、二氧化碳潴留引起多脏器功能障碍：

1. 精神错乱、焦虑。
2. 呼吸急促、出现啰音。
3. 右室负荷加重及衰竭体征，心律失常。
4. 胃肠排空时间延长。
5. 尿量减少、蛋白尿、氮质血症。
6. 肌无力、肌萎缩、疲乏无力等。

【相关因素】

1. 病理生理因素 肺组织有效换气面积减少，气道分泌物黏稠、增多，肺表面活性物质减少。

2. 治疗因素 气管插管等引起呼吸道梗阻、吸氧浓度不适宜等。

3. 年龄因素 早产儿、新生儿吸入性肺炎，肺透明膜病，老年人肺顺应性下降、肺表面活性物质减少。

十四、清理呼吸道无效

【定义】

个体不能清除呼吸道分泌物或阻塞物，使呼吸道不能保持通畅的状态。

【诊断依据】

主要依据

1. 无效咳嗽或咳嗽无力。
2. 无力排除呼吸道分泌物或阻塞物。

次要依据

呼吸型态异常（呼吸频率、节律、深度变化），烦躁不安、口唇发钳，异常呼吸音。

【相关因素】

1. 病理生理因素 呼吸系统感染；因疼痛咳嗽无效；神经系统疾病使咳嗽反射受

抑或感知、认知障碍。

2. 治疗因素 手术导致咳嗽无力或无效；麻醉药、镇静安眠药抑制咳嗽反射；医疗性限制卧床过久等。

3. 情境因素 过度疲劳、焦虑、恐惧、张口呼吸使分泌物黏稠和缺乏咳嗽知识。

4. 年龄因素 新生儿咳嗽反射低下。老年人活动少、反射迟钝、咳嗽无力。

十五、低效性呼吸型态

【定义】

个体呼气、吸气活动过程中肺组织不能有效扩张和排空的状态。

【诊断依据】

主要依据

1. 呼吸型态异常，如呼气延长、撅嘴呼吸。
2. 脉搏频率、节律、性质异常。

次要依据

1. 发绀，鼻翼扇动，端坐呼吸，三点式呼吸。
2. 桶状胸，使用辅助呼吸机、肺活量下降。

【相关因素】

1. 病理生理因素 支气管阻塞、神经肌肉损伤、认知感知障碍性疾病。

2. 情境因素 疼痛、疲劳、焦虑、恐惧等。

3. 年龄因素 婴幼儿、新生儿胸廓发育不完善。老年人胸廓退行性变。

十六、有受伤的危险

【定义】

个体适应、防御能力降低时，在与环境相互作用中容易受到损伤的危险状态。

【诊断依据】

有引起个体适应力下降而受伤的危险因素存在。

【相关因素】

1. 个体内部因素 ①病理生理因素：神经调节（感觉、运动和感知）功能障碍；组织缺氧；营养不良；免疫功能降低；血象异常（血红蛋白降低，白细胞、红细胞减少，凝血因子、血小板减少等）；皮肤破损等。②心理因素。③年龄因素：各年龄组的生理、心理、社会适应力有差异，存在受伤因素。

2. 外部环境因素 ①生物因素：病原体及人群免疫力。②化学因素：药品、毒素、污染物、防腐剂、美容染发及乙醇、咖啡因、尼古丁等。③物理因素：房屋结构与布局、室内设施是否合理。④交通、运输方式。⑤医护人员及社会支持系统状态（人员素质、身心状态、医疗机构布局等）。

十七、有误吸的危险

【定义】

个体处于有可能将分泌物或异物吸入气管、支气管的危险状态。

【诊断依据】

有导致个体误吸的危险因素存在。

【相关因素】

1. 意识障碍或咳嗽反射、吞咽反应迟钝。
2. 气管切开或气管插管等。
3. 贲门括约肌失常，胃内容物反流。
4. 面、口、颈部手术及外伤。

十八、有废用综合征的危险

【定义】

个体因治疗或其他原因，使肌肉骨骼不能活动而引起身体各系统功能退化的危险状态。

【诊断依据】

有导致个体长时间不能活动的危险因素存在。

废用综合征表现有：褥疮，便秘，肺、泌尿道感染，尿潴留，静脉血栓形成，体位性低血压，肌力、肌张力减退，关节活动受限，定向力障碍及焦虑、沮丧心理反应等。

【相关因素】

1. 意识障碍或瘫痪。
2. 医嘱限制活动或肢体机械制动不能活动。
3. 剧烈疼痛等不适。

十九、组织完整性受损

【定义】

个体皮肤、黏膜及皮下组织受损的状态。

个体组织由上皮组织、结缔组织、肌肉组织和神经组织组成。组织完整性受损是一个概括性的诊断名称，在临床实际应用时应根据个体受损组织，具体应用“皮肤完整性受损”或“口腔黏膜受损”等护理诊断名称。

【诊断依据】

角膜、黏膜、皮肤或皮下组织受到损伤或破坏。

【相关因素】

1. 病理生理因素 躯体感觉、活动障碍，循环障碍，营养不良或肥胖，体液过少或过多，外伤，过敏，色素沉着、皮肤弹性改变等。

2. 治疗因素 手术损伤、导管插入损伤等，放射线损伤。

3. 情境因素 温度过高或过低（烧烫伤、冻伤），电击伤，日光晒伤，分泌物及排泄物刺激，潮湿，缺乏卫生保健知识和习惯，心理因素。

4. 年龄因素 婴幼儿尿布疹、湿疹等。老年人皮肤退化干燥、变薄、皮下组织萎缩易引起损伤。

二十、口腔黏膜改变

【定义】

个体口腔黏膜受到破坏的状态。

【诊断依据】

主要依据

口腔黏膜破溃、疼痛。

次要依据

口腔黏膜充血、水肿、口腔炎、口臭、牙龈炎、唾液缺乏、口腔黏膜白斑、龋齿等。

【相关因素】

1. 病理生理因素 感染、脱水、营养不良等引起唾液减少性疾病。

2. 治疗因素 口腔手术、插管、义齿不合适，禁食超过24小时，免疫抑制药物等。

3. 情境因素 酸性食物、有毒物质、酗酒、口腔不卫生、用口呼吸、缺乏口腔保健知识等。

二十一、皮肤完整性受损

【定义】

个体的皮肤处于受损状态。

【诊断依据】

主要依据

表皮、真皮组织破损。

次要依据

皮肤潮红、痛痒、剥脱。

【相关因素】

参见“组织完整性受损”。

二十二、有皮肤完整性受损的危险

【定义】

个体皮肤处于可能受损的危险状态。

【诊断依据】

有致皮肤损害的危险因素存在。

【相关因素】

1. 个体因素 ①躯体感觉、活动障碍，循环不良，代谢率异常及营养障碍（消瘦或肥胖）。②皮肤水肿、干燥、多汗，皮肤变薄或弹性降低，色素沉着等。③缺乏保持皮肤卫生的知识和习惯。

2. 环境因素 理化刺激因素存在及缺乏皮肤卫生的条件。

二十三、躯体移动障碍

【定义】

个体独立移动躯体的能力受限制的状态。

【诊断依据】

主要依据

不能自主地活动（床上活动，上、下床及室内活动等）；强制性约束不能活动，如肢体制动、牵引、医嘱绝对卧床等。

次要依据

肌肉萎缩，肌力、肌张力下降；协调、共济运动障碍；关节活动受限。

【相关因素】

1. 病理生理因素 神经肌肉受损，肌肉骨骼损伤，感知认知障碍，活动无耐力的疾病，疼痛不适。

2. 情境因素 抑郁、焦虑心理。

3. 年龄因素 老年人运动功能退行性变化使活动受限。

活动功能分级：

0 级 能完全独立的活动。

Ⅰ级 需助行器械辅助活动。

Ⅱ级 需他人帮助活动。

Ⅲ级 既需助行器，又需他人帮助活动。

Ⅳ级 不能活动，完全依赖帮助。

二十四、进食自理缺陷

【定义】个体因各种原因进食活动能力受损的状态。

【诊断依据】

个体不能将食物送入口腔。

【相关因素】

1. 病理生理因素 神经、肌肉、骨骼疾病，视力障碍性疾病等。

2. 治疗因素 进食活动受限制的治疗措施。

3. 情境因素 抑郁、焦虑等心理障碍，活动耐力下降。

4. 年龄因素 婴幼儿缺乏独立能力。老年人感知、认知及运动障碍。

二十五、沐浴/卫生自理缺陷

【定义】

个体沐浴或清洁卫生活动能力受损的状态。

（沐浴、卫生自理活动受损程度参考活动功能分级标准）。

【诊断依据】

主要依据

不能独自清洗全身或躯体某一部分。

次要依据

不能得到水源，不能调节水温和流量。

【相关因素】

参见“进食自理缺陷”。

二十六、穿着/修饰自理缺陷

【定义】

个体穿衣、修饰自理活动能力受损的状态。

（穿衣等自理活动受损程度参考活动功能分级标准。）

【诊断依据】

主要依据

不能自己脱衣、穿衣。

次要依据

不能系腰带、领带，不能扣衣扣；不能独立戴、摘装饰品；不能维持整洁的仪表。

【相关因素】

参见“进食自理缺陷”。

二十七、知识缺乏（特定的）

【定义】

个体缺乏特定的信息和技能，出现心理、认知能力受损的状态。

【诊断依据】

陈述不懂或不理解有关知识及技能；不能正确执行医护措施；因知识缺乏有异常心理表现，如激动、敌视、冷淡、焦虑及粗暴行为等。

【相关因素】

1. 病理生理因素 缺乏疾病诊断、防治知识；疾病导致认知障碍。

2. 情境因素 认知水平障碍；缺乏信息资源；对信息理解不正确；文化、语言沟通障碍；缺乏学习兴趣和动机。

3. 年龄因素 儿童缺乏卫生、安全、自理、营养等知识。青年人缺乏安全、性知识及保持健康等知识。老年人缺乏识别早期疾病知识及老年保健等知识。

二十八、疼痛

【定义】

个体经受或有严重不舒服的感觉状态。

【诊断依据】

1. 主诉有疼痛不适感。

2. 有痛苦表情、强迫体位和防卫性宣泄行为表现。

3. 有自主神经反应，如血压升高，脉搏、呼吸增快，瞳孔散大，出汗，肌肉紧张度增高等。

4. 有社交、思维改变。

【相关因素】

1. 病理生理因素 脏器疾病，骨骼肌肉病变，血管疾病，肿瘤，炎症及损伤等。

2. 治疗因素 有创伤性诊疗措施（穿刺、插管、活检、手术等），治疗性局部受压（绷带、石膏等），限制性体位不适，分娩及痛经。

3. 情境因素 环境刺激物致物理性、化学性损伤，心理损伤因素亦可引起疼痛加剧。

二十九、焦虑

【定义】

个体因非特异的、不明确的因素引起的一种模糊不适感觉的状态。

【诊断依据】

1. 生理表现

（1）主观表现 有失眠、疲劳、虚弱感及口干、肌肉紧张、疼痛（尤以颈、背部明显）、眩晕、感觉异常等。

（2）客观表现 主要是交感神经兴奋症状，如面色苍白、表情紧张、多动、声音颤抖及血压升高、心率加快、多汗、瞳孔散大、尿频等。

2. 心理表现

（1）主观表现 忧郁、恐惧、神经质、控制力差、紧张不易放松。

（2）客观表现 易激动、哭泣、抱怨、退缩、缺乏耐性和主动性。

3. 认知障碍

注意力不集中、思维混乱、健忘、不能面对现实。

【相关因素】

1. 病理生理因素 基本生理需要（空气、水、食物、休息、性、活动、排泄、避免疼痛）得不到满足的各种病理因素。

2. 治疗因素 创伤性检查，治疗手段对躯体的威胁，住院、隔离等生活环境改变的威胁。

3. 情境因素 自我概念，自尊受到威胁；死亡、离别威胁；搬家、退休、环境污染使安全受到威胁；角色功能和角色转换的威胁（晋升、失业、调换工作、降级）等。

4. 年龄因素 儿童与父母离别、学习压力、与伙伴关系、残疾等。老年人躯体功能下降、退休、经济拮据等。

三十、恐惧

【定义】

个体对明确刺激因素产生的惧怕感。

【诊断依据】

主要依据

有害怕、不安的感觉，有逃避行为、有集中注意威胁行为。

次要因素

有攻击和退缩行为，有心身反应，如心跳、呼吸增快、血压升高、皮肤苍白或潮红、出汗、瞳孔散大、恶心、呕吐、大小便失禁、失眠、晕厥等。

【相关因素】

1. 病理生理因素 躯体功能丧失，结构丧失，急性传染病等。

2. 治疗因素 创伤性检查、治疗，手术、疼痛等刺激因素。

3. 情境因素 因陌生环境、陌生人、失去亲人、事业失败、知识缺乏引起恐惧。

4. 年龄因素 儿童对黑暗、陌生的人和环境害怕。成年人对婚姻、妊娠、竞争压力害怕。老年人对孤独、躯体功能丧失害怕。

附录三　护士条例

第一章　总　则

第一条　为了维护护士的合法权益，规范护理行为，促进护理事业发展，保障医疗安全和人体健康，制定本条例。

第二条　本条例所称护士，是指经执业注册取得护士执业证书，依照本条例规定从事护理活动，履行保护生命、减轻痛苦、增进健康职责的卫生技术人员。

第三条　护士人格尊严、人身安全不受侵犯。护士依法履行职责，受法律保护。全社会应当尊重护士。

第四条　国务院有关部门、县级以上地方人民政府及其有关部门以及乡（镇）人民政府应当采取措施，改善护士的工作条件，保障护士待遇，加强护士队伍建设，促进护理事业健康发展。

国务院有关部门和县级以上地方人民政府应当采取措施，鼓励护士到农村、基层医疗卫生机构工作。

第五条　国务院卫生主管部门负责全国的护士监督管理工作。

县级以上地方人民政府卫生主管部门负责本行政区域的护士监督管理工作。

第六条　国务院有关部门对在护理工作中做出杰出贡献的护士，应当授予全国卫生系统先进工作者荣誉称号或者颁发白求恩奖章，受到表彰、奖励的护士享受省部级劳动模范、先进工作者待遇；对长期从事护理工作的护士应当颁发荣誉证书。具体办法由国务院有关部门制定。

县级以上地方人民政府及其有关部门对本行政区域内做出突出贡献的护士，按照省、自治区、直辖市人民政府的有关规定给予表彰、奖励。

第二章　执业注册

第七条　护士执业，应当经执业注册取得护士执业证书。

申请护士执业注册，应当具备下列条件：

（一）具有完全民事行为能力；

（二）在中等职业学校、高等学校完成国务院教育主管部门和国务院卫生主管部门规定的普通全日制 3 年以上的护理、助产专业课程学习，包括在教学、综合医院完成 8 个月以上护理临床实习，并取得相应学历证书；

（三）通过国务院卫生主管部门组织的护士执业资格考试；

（四）符合国务院卫生主管部门规定的健康标准。

护士执业注册申请，应当自通过护士执业资格考试之日起 3 年内提出；逾期提出申请的，除应当具备前款第（一）项、第（二）项和第（四）项规定条件外，还应当在符合国务院卫生主管部门规定条件的医疗卫生机构接受 3 个月临床护理培训并考核合格。

护士执业资格考试办法由国务院卫生主管部门会同国务院人事部门制定。

第八条 申请护士执业注册的，应当向拟执业地省、自治区、直辖市人民政府卫生主管部门提出申请。收到申请的卫生主管部门应当自收到申请之日起20个工作日内做出决定，对具备本条例规定条件的，准予注册，并发给护士执业证书；对不具备本条例规定条件的，不予注册，并书面说明理由。

护士执业注册有效期为5年。

第九条 护士在其执业注册有效期内变更执业地点的，应当向拟执业地省、自治区、直辖市人民政府卫生主管部门报告。收到报告的卫生主管部门应当自收到报告之日起7个工作日内为其办理变更手续。护士跨省、自治区、直辖市变更执业地点的，收到报告的卫生主管部门还应当向其原执业地省、自治区、直辖市人民政府卫生主管部门通报。

第十条 护士执业注册有效期届满需要继续执业的，应当在护士执业注册有效期届满前30日向执业地省、自治区、直辖市人民政府卫生主管部门申请延续注册。收到申请的卫生主管部门对具备本条例规定条件的，准予延续，延续执业注册有效期为5年；对不具备本条例规定条件的，不予延续，并书面说明理由。

护士有行政许可法规定的应当予以注销执业注册情形的，原注册部门应当依照行政许可法的规定注销其执业注册。

第十一条 县级以上地方人民政府卫生主管部门应当建立本行政区域的护士执业良好记录和不良记录，并将该记录记入护士执业信息系统。

护士执业良好记录包括护士受到的表彰、奖励以及完成政府指令性任务的情况等内容。护士执业不良记录包括护士因违反本条例以及其他卫生管理法律、法规、规章或者诊疗技术规范的规定受到行政处罚、处分的情况等内容。

第三章 权利和义务

第十二条 护士执业，有按照国家有关规定获取工资报酬、享受福利待遇、参加社会保险的权利。任何单位或者个人不得克扣护士工资，降低或者取消护士福利等待遇。

第十三条 护士执业，有获得与其所从事的护理工作相适应的卫生防护、医疗保健服务的权利。从事直接接触有毒有害物质、有感染传染病危险工作的护士，有依照有关法律、行政法规的规定接受职业健康监护的权利；患职业病的，有依照有关法律、行政法规的规定获得赔偿的权利。

第十四条 护士有按照国家有关规定获得与本人业务能力和学术水平相应的专业技术职务、职称的权利；有参加专业培训、从事学术研究和交流、参加行业协会和专业学术团体的权利。

第十五条 护士有获得疾病诊疗、护理相关信息的权利和其他与履行护理职责相关的权利，可以对医疗卫生机构和卫生主管部门的工作提出意见和建议。

第十六条 护士执业，应当遵守法律、法规、规章和诊疗技术规范的规定。

第十七条 护士在执业活动中，发现患者病情危急，应当立即通知医师；在紧急情况下为抢救垂危患者生命，应当先行实施必要的紧急救护。

护士发现医嘱违反法律、法规、规章或者诊疗技术规范规定的，应当及时向开具医嘱的医师提出；必要时，应当向该医师所在科室的负责人或者医疗卫生机构负责医疗服务管理的人员报告。

第十八条 护士应当尊重、关心、爱护患者，保护患者的隐私。

第十九条 护士有义务参与公共卫生和疾病预防控制工作。发生自然灾害、公共卫生事件等严重威胁公众生命健康的突发事件，护士应当服从县级以上人民政府卫生主管部门或者所在医疗卫生机构的安排，参加医疗救护。

第四章 医疗卫生机构的职责

第二十条 医疗卫生机构配备护士的数量不得低于国务院卫生主管部门规定的护士配备标准。

第二十一条 医疗卫生机构不得允许下列人员在本机构从事诊疗技术规范规定的护理活动：

（一）未取得护士执业证书的人员；

（二）未依照本条例第九条的规定办理执业地点变更手续的护士；

（三）护士执业注册有效期届满未延续执业注册的护士。在教学、综合医院进行护理临床实习的人员应当在护士指导下开展有关工作。

第二十二条 医疗卫生机构应当为护士提供卫生防护用品，并采取有效的卫生防护措施和医疗保健措施。

第二十三条 医疗卫生机构应当执行国家有关工资、福利待遇等规定，按照国家有关规定为在本机构从事护理工作的护士足额缴纳社会保险费用，保障护士的合法权益。对在艰苦边远地区工作，或者从事直接接触有毒有害物质、有感染传染病危险工作的护士，所在医疗卫生机构应当按照国家有关规定给予津贴。

第二十四条 医疗卫生机构应当制定、实施本机构护士在职培训计划，并保证护士接受培训。

护士培训应当注重新知识、新技术的应用；根据临床专科护理发展和专科护理岗位的需要，开展对护士的专科护理培训。

第二十五条 医疗卫生机构应当按照国务院卫生主管部门的规定，设置专门机构或者配备专（兼）职人员负责护理管理工作。

第二十六条 医疗卫生机构应当建立护士岗位责任制并进行监督检查。

护士因不履行职责或者违反职业道德受到投诉的，其所在医疗卫生机构应当进行调查。经查证属实的，医疗卫生机构应当对护士做出处理，并将调查处理情况告知投诉人。

第五章 法律责任

第二十七条 卫生主管部门的工作人员未依照本条例规定履行职责，在护士监督管理工作中滥用职权、徇私舞弊，或者有其他失职、渎职行为的，依法给予处分；构成犯罪的，依法追究刑事责任。

第二十八条 医疗卫生机构有下列情形之一的，由县级以上地方人民政府卫生主管部门依据职责分工责令限期改正，给予警告；逾期不改正的，根据国务院卫生主管部门规定的护士配备标准和在医疗卫生机构合法执业的护士数量核减其诊疗科目，或者暂停其6个月以上1年以下执业活动；国家举办的医疗卫生机构有下列情形之一、情节严重的，还应当对负有责任的主管人员和其他直接责任人员依法给予处分：

（一）违反本条例规定，护士的配备数量低于国务院卫生主管部门规定的护士配备标准的；

（二）允许未取得护士执业证书的人员或者允许未依照本条例规定办理执业地点变更手续、延续执业注册有效期的护士在本机构从事诊疗技术规范规定的护理活动的。

第二十九条 医疗卫生机构有下列情形之一的，依照有关法律、行政法规的规定给予处罚；国家举办的医疗卫生机构有下列情形之一、情节严重的，还应当对负有责任的主管人员和其他直接责任人员依法给予处分：

（一）未执行国家有关工资、福利待遇等规定的；

（二）对在本机构从事护理工作的护士，未按照国家有关规定足额缴纳社会保险费用的；

（三）未为护士提供卫生防护用品，或者未采取有效的卫生防护措施、医疗保健措施的；

（四）对在艰苦边远地区工作，或者从事直接接触有毒有害物质、有感染传染病危险工作的护士，未按照国家有关规定给予津贴的。

第三十条 医疗卫生机构有下列情形之一的，由县级以上地方人民政府卫生主管部门依据职责分工责令限期改正，给予警告：

（一）未制定、实施本机构护士在职培训计划或者未保证护士接受培训的；

（二）未依照本条例规定履行护士管理职责的。

第三十一条 护士在执业活动中有下列情形之一的，由县级以上地方人民政府卫生主管部门依据职责分工责令改正，给予警告；情节严重的，暂停其6个月以上1年以下执业活动，直至由原发证部门吊销其护士执业证书：

（一）发现患者病情危急未立即通知医师的；

（二）发现医嘱违反法律、法规、规章或者诊疗技术规范的规定，未依照本条例第十七条的规定提出或者报告的；

（三）泄露患者隐私的；

（四）发生自然灾害、公共卫生事件等严重威胁公众生命健康的突发事件，不服从安排参加医疗救护的。

护士在执业活动中造成医疗事故的，依照医疗事故处理的有关规定承担法律责任。

第三十二条 护士被吊销执业证书的，自执业证书被吊销之日起 2 年内不得申请执业注册。

第三十三条 扰乱医疗秩序，阻碍护士依法开展执业活动，侮辱、威胁、殴打护士，或者有其他侵犯护士合法权益行为的，由公安机关依照治安管理处罚法的规定给予处罚；构成犯罪的，依法追究刑事责任。

第六章 附 则

第三十四条 本条例施行前按照国家有关规定已经取得护士执业证书或者护理专业技术职称、从事护理活动的人员，经执业地省、自治区、直辖市人民政府卫生主管部门审核合格，换领护士执业证书。

本条例施行前，尚未达到护士配备标准的医疗卫生机构，应当按照国务院卫生主管部门规定的实施步骤，自本条例施行之日起 3 年内达到护士配备标准。

第三十五条 本条例自 2008 年 5 月 12 日起施行。

附录四 医疗事故处理条例

第一章 总 则

第一条 为了正确处理医疗事故，保护患者和医疗机构及其医务人员的合法权益，维护医疗秩序，保障医疗安全，促进医学科学的发展，制定本条例。

第二条 本条例所称医疗事故，是指医疗机构及其医务人员在医疗活动中，违反医疗卫生管理法律、行政法规、部门规章和诊疗护理规范、常规，过失造成患者人身损害的事故。

第三条 处理医疗事故，应当遵循公开、公平、公正、及时、便民的原则，坚持实事求是的科学态度，做到事实清楚、定性准确、责任明确、处理恰当。

第四条 根据对患者人身造成的损害程度，医疗事故分为四级：

一级医疗事故：造成患者死亡、重度残疾的；

二级医疗事故：造成患者中度残疾、器官组织损伤导致严重功能障碍的；

三级医疗事故：造成患者轻度残疾、器官组织损伤导致一般功能障碍的；

四级医疗事故：造成患者明显人身损害的其他后果的。

具体分级标准由国务院卫生行政部门制定。

第二章 医疗事故的预防与处置

第五条 医疗机构及其医务人员在医疗活动中，必须严格遵守医疗卫生管理法律、行政法规、部门规章和诊疗护理规范、常规，恪守医疗服务职业道德。

第六条 医疗机构应当对其医务人员进行医疗卫生管理法律、行政法规、部门规章和诊疗护理规范、常规的培训和医疗服务职业道德教育。

第七条 医疗机构应当设置医疗服务质量监控部门或者配备专（兼）职人员，具体负责监督本医疗机构的医务人员的医疗服务工作，检查医务人员执业情况，接受患者对医疗服务的投诉，向其提供咨询服务。

第八条 医疗机构应当按照国务院卫生行政部门规定的要求，书写并妥善保管病历资料。

因抢救急危患者，未能及时书写病历的，有关医务人员应当在抢救结束后 6 小时内据实补记，并加以注明。

第九条 严禁涂改、伪造、隐匿、销毁或者抢夺病历资料。

第十条 患者有权复印或者复制其门诊病历、住院志、体温单、医嘱单、化验单（检验报告）、医学影像检查资料、特殊检查同意书、手术同意书、手术及麻醉记录单、病理资料、护理记录以及国务院卫生行政部门规定的其他病历资料。

患者依照前款规定要求复印或者复制病历资料的，医疗机构应当提供复印或者复制服务并在复印或者复制的病历资料上加盖证明印记。复印或者复制病历资料时，应当有患者在场。

医疗机构应患者的要求，为其复印或者复制病历资料，可以按照规定收取工本费。具体收费标准由省、自治区、直辖市人民政府价格主管部门会同同级卫生行政部门规定。

第十一条 在医疗活动中，医疗机构及其医务人员应当将患者的病情、医疗措施、医疗风险等如实告知患者，及时解答其咨询；但是，应当避免对患者产生不利后果。

第十二条 医疗机构应当制定防范、处理医疗事故的预案，预防医疗事故的发生，减轻医疗事故的损害。

第十三条 医务人员在医疗活动中发生或者发现医疗事故、可能引起医疗事故的医疗过失行为或者发生医疗事故争议的，应当立即向所在科室负责人报告，科室负责人应当及时向本医疗机构负责医疗服务质量监控的部门或者专（兼）职人员报告；负责医疗服务质量监控的部门或者专（兼）职人员接到报告后，应当立即进行调查、核实，将有关情况如实向本医疗机构的负责人报告，并向患者通报、解释。

第十四条 发生医疗事故的，医疗机构应当按照规定向所在地卫生行政部门报告。

发生下列重大医疗过失行为的，医疗机构应当在12小时内向所在地卫生行政部门报告：

（一）导致患者死亡或者可能为二级以上的医疗事故；

（二）导致3人以上人身损害后果；

（三）国务院卫生行政部门和省、自治区、直辖市人民政府卫生行政部门规定的其他情形。

第十五条 发生或者发现医疗过失行为，医疗机构及其医务人员应当立即采取有效措施，避免或者减轻对患者身体健康的损害，防止损害扩大。

第十六条 发生医疗事故争议时，死亡病例讨论记录、疑难病例讨论记录、上级医师查房记录、会诊意见、病程记录应当在医患双方在场的情况下封存和启封。封存的病历资料可以是复印件，由医疗机构保管。

第十七条 疑似输液、输血、注射、药物等引起不良后果的，医患双方应当共同对现场实物进行封存和启封，封存的现场实物由医疗机构保管；需要检验的，应当由双方共同指定的、依法具有检验资格的检验机构进行检验；双方无法共同指定时，由卫生行政部门指定。

疑似输血引起不良后果，需要对血液进行封存保留的，医疗机构应当通知提供该血液的采供血机构派员到场。

第十八条 患者死亡，医患双方当事人不能确定死因或者对死因有异议的，应当在患者死亡后48小时内进行尸检；具备尸体冻存条件的，可以延长至7日。尸检应当经死者近亲属同意并签字。

尸检应当由按照国家有关规定取得相应资格的机构和病理解剖专业技术人员进行。承担尸检任务的机构和病理解剖专业技术人员有进行尸检的义务。

医疗事故争议双方当事人可以请法医病理学人员参加尸检，也可以委派代表观察尸检过程。拒绝或者拖延尸检，超过规定时间，影响对死因判定的，由拒绝或者拖延的一方承担责任。

第十九条 患者在医疗机构内死亡的，尸体应当立即移放太平间。死者尸体存放时间一般不得超过2周。逾期不处理的尸体，经医疗机构所在地卫生行政部门批准，并报经同级公安部门备案后，由医疗机构按照规定进行处理。

第三章 医疗事故的技术鉴定

第二十条 卫生行政部门接到医疗机构关于重大医疗过失行为的报告或者医疗事故争议当事人要求处理医疗事故争议的申请后，对需要进行医疗事故技术鉴定的，应当交由负责医疗事故技术鉴定工作的医学会组织鉴定；医患双方协商解决医疗事故争议，需要进行医疗事故技术鉴定的，由双方当事人共同委托负责医疗事故技术鉴定工作的医学会组织鉴定。

第二十一条 设区的市级地方医学会和省、自治区、直辖市直接管辖的县（市）地方医学会负责组织首次医疗事故技术鉴定工作。省、自治区、直辖市地方医学会负责组织再次鉴定工作。

必要时，中华医学会可以组织疑难、复杂并在全国有重大影响的医疗事故争议的技术鉴定工作。

第二十二条 当事人对首次医疗事故技术鉴定结论不服的，可以自收到首次鉴定结论之日起15日内向医疗机构所在地卫生行政部门提出再次鉴定的申请。

第二十三条 负责组织医疗事故技术鉴定工作的医学会应当建立专家库。

专家库由具备下列条件的医疗卫生专业技术人员组成：

（一）有良好的业务素质和执业品德；

（二）受聘于医疗卫生机构或者医学教学、科研机构并担任相应专业高级技术职务3年以上。

符合前款第（一）项规定条件并具备高级技术任职资格的法医可以受聘进入专家库。

负责组织医疗事故技术鉴定工作的医学会依照本条例规定聘请医疗卫生专业技术人员和法医进入专家库，可以不受行政区域的限制。

第二十四条 医疗事故技术鉴定，由负责组织医疗事故技术鉴定工作的医学会组织专家鉴定组进行。

参加医疗事故技术鉴定的相关专业的专家，由医患双方在医学会主持下从专家库中随机抽取。在特殊情况下，医学会根据医疗事故技术鉴定工作的需要，可以组织医患双方在其他医学会建立的专家库中随机抽取相关专业的专家参加鉴定或者函件咨询。

符合本条例第二十三条规定条件的医疗卫生专业技术人员和法医有义务受聘进入专家库，并承担医疗事故技术鉴定工作。

第二十五条 专家鉴定组进行医疗事故技术鉴定，实行合议制。专家鉴定组人数为单数，涉及的主要学科的专家一般不得少于鉴定组成员的二分之一；涉及死因、伤残等级鉴定的，并应当从专家库中随机抽取法医参加专家鉴定组。

第二十六条 专家鉴定组成员有下列情形之一的，应当回避，当事人也可以以口头或者书面的方式申请其回避：

（一）是医疗事故争议当事人或者当事人的近亲属的；

（二）与医疗事故争议有利害关系的；

（三）与医疗事故争议当事人有其他关系，可能影响公正鉴定的。

第二十七条 专家鉴定组依照医疗卫生管理法律、行政法规、部门规章和诊疗护理规范、常规，运用医学科学原理和专业知识，独立进行医疗事故技术鉴定，对医疗事故进行鉴别和判定，为处理医疗事故争议提供医学依据。

任何单位或者个人不得干扰医疗事故技术鉴定工作，不得威胁、利诱、辱骂、殴打专家鉴定组成员。

专家鉴定组成员不得接受双方当事人的财物或者其他利益。

第二十八条 负责组织医疗事故技术鉴定工作的医学会应当自受理医疗事故技术鉴定之日起 5 日内通知医疗事故争议双方当事人提交进行医疗事故技术鉴定所需的材料。

当事人应当自收到医学会的通知之日起 10 日内提交有关医疗事故技术鉴定的材料、书面陈述及答辩。医疗机构提交的有关医疗事故技术鉴定的材料应当包括下列内容：

（一）住院患者的病程记录、死亡病例讨论记录、疑难病例讨论记录、会诊意见、上级医师查房记录等病历资料原件；

（二）住院患者的住院志、体温单、医嘱单、化验单（检验报告）、医学影像检查资料、特殊检查同意书、手术同意书、手术及麻醉记录单、病理资料、护理记录等病历资料原件；

（三）抢救急危患者，在规定时间内补记的病历资料原件；

（四）封存保留的输液、注射用物品和血液、药物等实物，或者依法具有检验资格的检验机构对这些物品、实物作出的检验报告；

（五）与医疗事故技术鉴定有关的其他材料。

在医疗机构建有病历档案的门诊、急诊患者，其病历资料由医疗机构提供；没有在医疗机构建立病历档案的，由患者提供。

医患双方应当依照本条例的规定提交相关材料。医疗机构无正当理由未依照本条例的规定如实提供相关材料，导致医疗事故技术鉴定不能进行的，应当承担责任。

第二十九条 负责组织医疗事故技术鉴定工作的医学会应当自接到当事人提交的有关医疗事故技术鉴定的材料、书面陈述及答辩之日起 45 日内组织鉴定并出具医疗事故技术鉴定书。

负责组织医疗事故技术鉴定工作的医学会可以向双方当事人调查取证。

第三十条 专家鉴定组应当认真审查双方当事人提交的材料，听取双方当事人的陈述及答辩并进行核实。

双方当事人应当按照本条例的规定如实提交进行医疗事故技术鉴定所需要的材料，并积极配合调查。当事人任何一方不予配合，影响医疗事故技术鉴定的，由不予配合的一方承担责任。

第三十一条 专家鉴定组应当在事实清楚、证据确凿的基础上，综合分析患者的病情和个体差异，作出鉴定结论，并制作医疗事故技术鉴定书。鉴定结论以专家鉴定组成员的过半数通过。鉴定过程应当如实记载。

医疗事故技术鉴定书应当包括下列主要内容：

（一）双方当事人的基本情况及要求；

（二）当事人提交的材料和负责组织医疗事故技术鉴定工作的医学会的调查材料；

（三）对鉴定过程的说明；

（四）医疗行为是否违反医疗卫生管理法律、行政法规、部门规章和诊疗护理规范、常规；

（五）医疗过失行为与人身损害后果之间是否存在因果关系；

（六）医疗过失行为在医疗事故损害后果中的责任程度；

（七）医疗事故等级；

（八）对医疗事故患者的医疗护理医学建议。

第三十二条 医疗事故技术鉴定办法由国务院卫生行政部门制定。

第三十三条 有下列情形之一的，不属于医疗事故：

（一）在紧急情况下为抢救垂危患者生命而采取紧急医学措施造成不良后果的；

（二）在医疗活动中由于患者病情异常或者患者体质特殊而发生医疗意外的；

（三）在现有医学科学技术条件下，发生无法预料或者不能防范的不良后果的；

（四）无过错输血感染造成不良后果的；

（五）因患方原因延误诊疗导致不良后果的；

（六）因不可抗力造成不良后果的。

第三十四条 医疗事故技术鉴定，可以收取鉴定费用。经鉴定，属于医疗事故的，鉴定费用由医疗机构支付；不属于医疗事故的，鉴定费用由提出医疗事故处理申请的一方支付。鉴定费用标准由省、自治区、直辖市人民政府价格主管部门会同同级财政部门、卫生行政部门规定。

第四章　医疗事故的行政处理与监督

第三十五条 卫生行政部门应当依照本条例和有关法律、行政法规、部门规章的规定，对发生医疗事故的医疗机构和医务人员作出行政处理。

第三十六条 卫生行政部门接到医疗机构关于重大医疗过失行为的报告后，除责令医疗机构及时采取必要的医疗救治措施，防止损害后果扩大外，应当组织调查，判定是否属于医疗事故；对不能判定是否属于医疗事故的，应当依照本条例的有关规定交由负责医疗事故技术鉴定工作的医学会组织鉴定。

第三十七条 发生医疗事故争议，当事人申请卫生行政部门处理的，应当提出书面申请。申请书应当载明申请人的基本情况、有关事实、具体请求及理由等。

当事人自知道或者应当知道其身体健康受到损害之日起1年内，可以向卫生行政部门提出医疗事故争议处理申请。

第三十八条 发生医疗事故争议，当事人申请卫生行政部门处理的，由医疗机构所在地的县级人民政府卫生行政部门受理。医疗机构所在地是直辖市的，由医疗机构所在地的区、县人民政府卫生行政部门受理。

有下列情形之一的，县级人民政府卫生行政部门应当自接到医疗机构的报告或者当事人提出医疗事故争议处理申请之日起7日内移送上一级人民政府卫生行政部门处理：

（一）患者死亡；

（二）可能为二级以上的医疗事故；

（三）国务院卫生行政部门和省、自治区、直辖市人民政府卫生行政部门规定的其他情形。

第三十九条 卫生行政部门应当自收到医疗事故争议处理申请之日起10日内进行审查，作出是否受理的决定。对符合本条例规定，予以受理，需要进行医疗事故技术鉴定的，应当自作出受理决定之日起5日内将有关材料交由负责医疗事故技术鉴定工作的医学会组织鉴定并书面通知申请人；对不符合本条例规定，不予受理的，应当书面通知申请人并说明理由。

当事人对首次医疗事故技术鉴定结论有异议，申请再次鉴定的，卫生行政部门应当自收到申请之日起7日内交由省、自治区、直辖市地方医学会组织再次鉴定。

第四十条 当事人既向卫生行政部门提出医疗事故争议处理申请，又向人民法院提起诉讼的，卫生行政部门不予受理；卫生行政部门已经受理的，应当终止处理。

第四十一条 卫生行政部门收到负责组织医疗事故技术鉴定工作的医学会出具的医疗事故技术鉴定书后，应当对参加鉴定的人员资格和专业类别、鉴定程序进行审核；必要时，可以组织调查，听取医疗事故争议双方当事人的意见。

第四十二条 卫生行政部门经审核，对符合本条例规定作出的医疗事故技术鉴定结论，应当作为对发生医疗事故的医疗机构和医务人员作出行政处理以及进行医疗事故赔偿调解的依据；经审核，发现医疗事故技术鉴定不符合本条例规定的，应当要求重新鉴定。

第四十三条 医疗事故争议由双方当事人自行协商解决的，医疗机构应当自协商解决之日起7日内向所在地卫生行政部门作出书面报告，并附具协议书。

第四十四条 医疗事故争议经人民法院调解或者判决解决的，医疗机构应当自收到生效的人民法院的调解书或者判决书之日起7日内向所在地卫生行政部门作出书面报告，并附具调解书或者判决书。

第四十五条 县级以上地方人民政府卫生行政部门应当按照规定逐级将当地发生的医疗事故以及依法对发生医疗事故的医疗机构和医务人员作出行政处理的情况，上报国务院卫生行政部门。

第五章 医疗事故的赔偿

第四十六条 发生医疗事故的赔偿等民事责任争议，医患双方可以协商解决；不愿意协商或者协商不成的，当事人可以向卫生行政部门提出调解申请，也可以直接向人民法院提起民事诉讼。

第四十七条 双方当事人协商解决医疗事故的赔偿等民事责任争议的，应当制作协议书。协议书应当载明双方当事人的基本情况和医疗事故的原因、双方当事人共同认定的医疗事故等级以及协商确定的赔偿数额等，并由双方当事人在协议书上签名。

第四十八条 已确定为医疗事故的，卫生行政部门应医疗事故争议双方当事人请求，可以进行医疗事故赔偿调解。调解时，应当遵循当事人双方自愿原则，并应当依据本条例的规定计算赔偿数额。

经调解，双方当事人就赔偿数额达成协议的，制作调解书，双方当事人应当履行；调解不成或者经调解达成协议后一方反悔的，卫生行政部门不再调解。

第四十九条 医疗事故赔偿，应当考虑下列因素，确定具体赔偿数额：

（一）医疗事故等级；

（二）医疗过失行为在医疗事故损害后果中的责任程度；

（三）医疗事故损害后果与患者原有疾病状况之间的关系。

不属于医疗事故的，医疗机构不承担赔偿责任。

第五十条 医疗事故赔偿，按照下列项目和标准计算：

（一）医疗费：按照医疗事故对患者造成的人身损害进行治疗所发生的医疗费用计算，凭据支付，但不包括原发病医疗费用。结案后确实需要继续治疗的，按照基本医疗费用支付。

（二）误工费：患者有固定收入的，按照本人因误工减少的固定收入计算，对收入高于医疗事故发生地上一年度职工年平均工资 3 倍以上的，按照 3 倍计算；无固定收入的，按照医疗事故发生地上一年度职工年平均工资计算。

（三）住院伙食补助费：按照医疗事故发生地国家机关一般工作人员的出差伙食补助标准计算。

（四）陪护费：患者住院期间需要专人陪护的，按照医疗事故发生地上一年度职工年平均工资计算。

（五）残疾生活补助费：根据伤残等级，按照医疗事故发生地居民年平均生活费计算，自定残之月起最长赔偿 30 年；但是，60 周岁以上的，不超过 15 年；70 周岁以上的，不超过 5 年。

（六）残疾用具费：因残疾需要配置补偿功能器具的，凭医疗机构证明，按照普及型器具的费用计算。

（七）丧葬费：按照医疗事故发生地规定的丧葬费补助标准计算。

（八）被扶养人生活费：以死者生前或者残疾者丧失劳动能力前实际扶养且没有劳动能力的人为限，按照其户籍所在地或者居所地居民最低生活保障标准计算。对不满

16周岁的，扶养到16周岁。对年满16周岁但无劳动能力的，扶养20年；但是，60周岁以上的，不超过15年；70周岁以上的，不超过5年。

（九）交通费：按照患者实际必需的交通费用计算，凭据支付。

（十）住宿费：按照医疗事故发生地国家机关一般工作人员的出差住宿补助标准计算，凭据支付。

（十一）精神损害抚慰金：按照医疗事故发生地居民年平均生活费计算。造成患者死亡的，赔偿年限最长不超过6年；造成患者残疾的，赔偿年限最长不超过3年。

第五十一条 参加医疗事故处理的患者近亲属所需交通费、误工费、住宿费，参照本条例第五十条的有关规定计算，计算费用的人数不超过2人。

医疗事故造成患者死亡的，参加丧葬活动的患者的配偶和直系亲属所需交通费、误工费、住宿费，参照本条例第五十条的有关规定计算，计算费用的人数不超过2人。

第五十二条 医疗事故赔偿费用，实行一次性结算，由承担医疗事故责任的医疗机构支付。

第六章 罚 则

第五十三条 卫生行政部门的工作人员在处理医疗事故过程中违反本条例的规定，利用职务上的便利收受他人财物或者其他利益，滥用职权，玩忽职守，或者发现违法行为不予查处，造成严重后果的，依照刑法关于受贿罪、滥用职权罪、玩忽职守罪或者其他有关罪的规定，依法追究刑事责任；尚不够刑事处罚的，依法给予降级或者撤职的行政处分。

第五十四条 卫生行政部门违反本条例的规定，有下列情形之一的，由上级卫生行政部门给予警告并责令限期改正；情节严重的，对负有责任的主管人员和其他直接责任人员依法给予行政处分：

（一）接到医疗机构关于重大医疗过失行为的报告后，未及时组织调查的；

（二）接到医疗事故争议处理申请后，未在规定时间内审查或者移送上一级人民政府卫生行政部门处理的；

（三）未将应当进行医疗事故技术鉴定的重大医疗过失行为或者医疗事故争议移交医学会组织鉴定的；

（四）未按照规定逐级将当地发生的医疗事故以及依法对发生医疗事故的医疗机构和医务人员的行政处理情况上报的；

（五）未依照本条例规定审核医疗事故技术鉴定书的。

第五十五条 医疗机构发生医疗事故的，由卫生行政部门根据医疗事故等级和情节，给予警告；情节严重的，责令限期停业整顿直至由原发证部门吊销执业许可证，对负有责任的医务人员依照刑法关于医疗事故罪的规定，依法追究刑事责任；尚不够刑事处罚的，依法给予行政处分或者纪律处分。

对发生医疗事故的有关医务人员，除依照前款处罚外，卫生行政部门并可以责令暂停6个月以上1年以下执业活动；情节严重的，吊销其执业证书。

第五十六条 医疗机构违反本条例的规定，有下列情形之一的，由卫生行政部门责令改正；情节严重的，对负有责任的主管人员和其他直接责任人员依法给予行政处分或者纪律处分：

（一）未如实告知患者病情、医疗措施和医疗风险的；

（二）没有正当理由，拒绝为患者提供复印或者复制病历资料服务的；

（三）未按照国务院卫生行政部门规定的要求书写和妥善保管病历资料的；

（四）未在规定时间内补记抢救工作病历内容的；

（五）未按照本条例的规定封存、保管和启封病历资料和实物的；

（六）未设置医疗服务质量监控部门或者配备专（兼）职人员的；

（七）未制定有关医疗事故防范和处理预案的；

（八）未在规定时间内向卫生行政部门报告重大医疗过失行为的；

（九）未按照本条例的规定向卫生行政部门报告医疗事故的；

（十）未按照规定进行尸检和保存、处理尸体的。

第五十七条 参加医疗事故技术鉴定工作的人员违反本条例的规定，接受申请鉴定双方或者一方当事人的财物或者其他利益，出具虚假医疗事故技术鉴定书，造成严重后果的，依照刑法关于受贿罪的规定，依法追究刑事责任；尚不够刑事处罚的，由原发证部门吊销其执业证书或者资格证书。

第五十八条 医疗机构或者其他有关机构违反本条例的规定，有下列情形之一的，由卫生行政部门责令改正，给予警告；对负有责任的主管人员和其他直接责任人员依法给予行政处分或者纪律处分；情节严重的，由原发证部门吊销其执业证书或者资格证书：

（一）承担尸检任务的机构没有正当理由，拒绝进行尸检的；

（二）涂改、伪造、隐匿、销毁病历资料的。

第五十九条 以医疗事故为由，寻衅滋事、抢夺病历资料，扰乱医疗机构正常医疗秩序和医疗事故技术鉴定工作，依照刑法关于扰乱社会秩序罪的规定，依法追究刑事责任；尚不够刑事处罚的，依法给予治安管理处罚。

第七章 附 则

第六十条 本条例所称医疗机构，是指依照《医疗机构管理条例》的规定取得《医疗机构执业许可证》的机构。

县级以上城市从事计划生育技术服务的机构依照《计划生育技术服务管理条例》的规定开展与计划生育有关的临床医疗服务，发生的计划生育技术服务事故，依照本条例的有关规定处理；但是，其中不属于医疗机构的县级以上城市从事计划生育技术服务的机构发生的计划生育技术服务事故，由计划生育行政部门行使依照本条例有关规定由卫生行政部门承担的受理、交由负责医疗事故技术鉴定工作的医学会组织鉴定和赔偿调解的职能；对发生计划生育技术服务事故的该机构及其有关责任人员，依法进行处理。

第六十一条 非法行医，造成患者人身损害，不属于医疗事故，触犯刑律的，依法追究刑事责任；有关赔偿，由受害人直接向人民法院提起诉讼。

第六十二条 军队医疗机构的医疗事故处理办法，由中国人民解放军卫生主管部门会同国务院卫生行政部门依据本条例制定。

第六十三条 本条例自2002年9月1日起施行。1987年6月29日国务院发布的《医疗事故处理办法》同时废止。本条例施行前已经处理结案的医疗事故争议，不再重新处理。

附录五　医务人员医德规范及实施办法

第一条　加强卫生系统社会主义精神文明建设，提高医务人员的职业道德素质，改善和提高医疗服务质量，全心全意为人民服务，特制定医德规范及实施办法（以下简称“规范”）。

第二条　医德，即医务人员的职业道德，是医务人员应具备的思想品质，是医务人员与病人、社会以及医务人员之间关系的总和。医德规范是指导医务人员进行医疗活动的思想和行为的准则。

第三条　医德规范如下：

（一）救死扶伤，实行社会主义的人道主义。时刻为病人着想，千方百计为病人解除病痛。

（二）尊重病人的人格与权利，对待病人，不分民族、性别、职业、地位、财产状况，都应一视同仁。

（三）文明礼貌服务。举止端庄，语言文明，态度和蔼，同情、关心和体贴病人。

（四）廉洁奉公。自觉遵纪守法，不以医谋私。

（五）为病人保守医密，实行保护性医疗，不泄露病人隐私与秘密。

（六）互学互尊，团结协作。正确处理同行同事间的关系。

（七）严谨求实，奋发进取，钻研医术，精益求精。不断更新知识，提高技术水平。

第四条　使本规范切实得到贯彻落实，必须坚持进行医德教育，加强医德医风建设，认真进行医德考核与评价。

第五条　医疗单位都必须把医德教育和医德医风建设作为目标管理的重要内容，作为衡量和评价一个单位工作好坏的重要标准。

第六条　医德教育应以正面教育为主，理论联系实际，注重实效，长期坚持不懈。要实行医院新成员的上岗前教育，使之形成制度。未经上岗前培训不得上岗。

第七条　各医疗单位都应建立医德考核与评价制度，制定医德考核标准及考核办法，定期或者随时进行考核，并建立医德考核档案。

第八条　医德考核与评价方法可分为自我评价、社会评价、科室考核和上级考核。特别要注重社会评价，经常听取患者和社会各界的意见，接受人民群众的监督。

第九条　对医务人员医德考核结果，要作为应聘、提薪、晋升以及评选先进工作者的首要条件。

第十条　实行奖优罚劣。对严格遵守医德规范、医德高尚的个人，应予表彰和奖励。对于不认真遵守医德规范者，应进行批评教育。对于严重违反医德规范，经教育不改者，应分别情况给予处分。

第十一条　本规范适用于全国各级各类医院、诊所的医务人员，包括医生、护士、医技科室人员，管理人员和工勤人员也要参照本规范的精神执行。

第十二条 各省、自治区、直辖市卫生厅局和各医疗单位可遵照本规范精神和要求，制定医德规范实施细则及具体办法。

第十三条 本规范自公布之日起实行。

附录六 国内外护理守则

一、希波克拉底誓言

仰赖医神阿波罗、埃斯克雷波斯及天地诸神为证，鄙人敬谨直誓，愿以自身能力及判断力所及，遵守此约。凡授我艺者敬之如父母，并为其终身同业伴侣，彼有急需我接济之，视彼儿女，犹我兄弟，如欲受业，当免费并无条件传授之。凡我所知，无论口授书传俱传之吾子、吾师之子及发誓遵守此约之生徒，此外不传于他人。

我愿尽余之能力与判断力所及，遵守为病家谋利益之信条，并检束一切堕落及害人行为，我不得将有危害药品给予他人，并不作该项之指导，虽有人请求亦必不与之。尤不为妇人施堕胎手术。我愿以此纯洁与神圣之精神，终身执行我职务。凡患结石者，我不施手术，此则应请有关专家为之。

无论至于何处，遇男或女，贵人及奴婢，我之唯一目的，为病家谋幸福，并检点吾身，不作各种害人及恶劣行为，尤不作诱奸之事。凡我所见所闻，无论有无业务关系，我认为应守秘密者，我愿保守秘密。尚使我严守上述誓言时，余之生命与医术得到无上光荣，我苟违誓，必遭人们的唾弃。

二、日内瓦宣言

世界医学会全体大会 1948 年在日内瓦通过，1968 年作了修改。这是该组织第一个也是最重要的文件，文件的精神是基于希波克拉底誓词。全文如下：

当我开始成为医务界的一个成员的时候；

我要为人道服务，神圣地贡献我的一生；

我要给老师以他们应得的尊敬和酬谢；

我要凭自己的良心和庄严来行医；

我首先考虑的是病人的健康；

我要保守一切我所知道病人的秘密，即使病人死后也这样。

我要运用我掌握的一切手段，保持医务界光荣和高尚传统；同行是兄弟；

在我职责所在，以及与病人的关系，绝不容许宗教、国籍、种族、政党政治和社会立场的干扰。

即使在威胁之下，我要从人体妊娠的时候开始，保持对人类生命最大的尊重，绝不利用我的医学知识，作违反人道原则的事。

我以自己的荣誉，庄严地、自愿地作出上述诺言。

三、国际护理学会护士守则

（在 1965 年公布的护士守则基础上进行了必要修改，于 1973 年公布）

护士的基本任务有四方面：增进健康，预防疾病，恢复健康和减轻痛苦。

全人类都需要护理工作。护理从本质上说就是尊重人的生命，尊重人的尊严和尊重人的权利。不论国籍、种族、信仰、肤色、年龄、性别、政治或社会地位，一律不受限制。

护士和人民（nurses and people）

1. 护士的主要任务是向那些要求护理的人负责。

2. 护士做护理时，要尊重个人的信仰、价值和风俗习惯。

3. 护士要保守个人的秘密，在散播这些秘密时必须作出判断。

护士与实践（nurses and practice）

4. 护士个人执行的任务就是护理，必须坚持学习，做一个称职的护士。

5. 护士要在特殊情况下仍保持高标准护理。

6. 护士在接受或代行一项任务时，必须对自己的资格作出判断。

7. 护士在作为一种职业力量起作用时，个人行动必须时刻保持能反映职业荣誉的标准。

护士与社会（nurses and society）

8. 护士们要和其他公民一起分担任务，发起并支持满足公众的卫生和社会需要的行动。

护士与合作者（nurses and co-workers）

9. 护士在护理及其他方面，跟合作者保持合作共事关系。

10. 当护理工作受到合作者或某些人威胁的时候，护士要采取适当措施以保卫个人。

护士和职业（nurses and the profession）

11. 在护理工作和护理教育中，在确定或补充某些理想的标准时，护士起主要作用。

12. 在培养职业知识核心方面，护士起积极作用。

13. 护士通过职业社团，参与建立和保持护理工作中公平的社会和经济方面的工作条件。

四、美国护士协会护士守则

（本守则1950年通过，并经1976年及1985年两次修订）

1. 护士为尊重人类的尊严和患者的平等而服务，不因患者社会地位、经济地位、个人属性或健康问题的性质而有所限制。

（1）病人的自主权

（2）病人的社会经济地位

（3）病人的个人特征（如年龄、性别、种族、肤色、性格及其他个人特征）

（4）健康问题的性质（如急性或慢性病）

（5）护理地点（如病房、门诊、家庭、监狱等）

（6）临终病人

2. 护士要捍卫患者的隐私权，明智地保障具有保密性质的信息不被泄露。

（1）对医疗小组透露

（2）以保证护理质量为目的的透露

（3）对他人透露病人与护理无关的问题

（4）对法庭透露

（5）查阅病历

3. 由于任何人的不称职、不道德或非法行为危及健康服务及安全时，护士应挺身而出，捍卫服务对象及公众的利益。

（1）作病人的代言人

（2）揭发行动

（3）随访行动

（4）总结经验教训

4. 护士对个人的护理判断及护理行动有义不容辞的责任。

（1）承担义务与责任

（2）义务

（3）责任

（4）工作评价（包括个人及同事评价）

5. 护士必须胜任护理工作。

（1）个人责任称职

（2）护理工作称职的尺度

（3）保持称职的继续教育

（4）护理工作中的职业责任

6. 护士必须采用知情判断，并在邀请咨询、接受任务或委托护理活动时，应根据个人的能力及资格，量力而行。

（1）护士角色的改变

（2）不违法乱纪

（3）邀请咨询

（4）承担责任

7. 护士应对发展护理专业的学问作出贡献。

（1）护士与科研

（2）科研的总体目标

（3）科研中要尊重及保护人权

（4）科研中注册护士的权利与义务

8. 护士要为实现护理专业目标和提高护理标准而奋斗。

（1）对公众的责任

（2）对学科的责任

（3）对护生的责任

9. 护士要为护理专业创造一个有利于提高护理质量的就业条件而奋斗。

（1）对就业环境的责任

（2）集体行动

（3）个人行动

10. 护士要为保持护理专业的诚实、正直而奋斗，不使社会公众受蒙蔽。

（1）广告宣传（规定广告、名片、招牌的规格和内容）

（2）称号和标志的使用

（3）不推荐产品及服务

（4）防止病人上当

（5）宣布拒绝冒名介绍产品

11. 护士要协同其他卫生专业人员及公众一起为满足本地区及整个国家的公共卫生需要而奋斗。

（1）高质量的护理是一种权利

（2）对健康服务消费者的义务

（3）与其他学科的关系

（4）同医学的关系

（5）利害冲突

五、中华护理学会制定的《护士守则》

2008 年 5 月 12 日，在贯彻实施《护士条例》暨庆祝“5・12”国际护士节电视电话会议上，中华护理学会理事长李秀华宣读了中华护理学会组织制定的《护士守则》，并倡导全国护士对照守则要求，规范执业行为。

1. 护士应当奉行救死扶伤的人道主义精神，履行保护生命、减轻痛苦、增进健康的专业职责；

2. 应当对患者一视同仁，尊重患者，维护患者的健康权益；

3. 应当为患者提供医学照顾，协助完成诊疗计划，开展健康指导，提供心理支持；

4. 应当履行岗位职责，工作严谨、慎独，对个人护理判断及执业行为负责；

5. 应当关心爱护患者，保护患者的隐私；

6. 发现患者的生命安全受到威胁时，应当积极采取保护措施；

7. 应当积极参与公共卫生和健康促进活动，参与突发事件的医疗救护；

8. 应当加强学习，提高执业能力，适应医学科学和护理专业的发展；

9. 应当积极加入护理专业团体，参与促进护理专业发展的活动；

10. 应当与其他医务工作者建立良好关系，密切配合、团结协作。

附录七 教学大纲（参考）

一、课程任务

《护理学导论》是一门介绍护理学基础理论及相关知识的课程，是学习护理专业的启蒙课程。

本课程的主要内容包括护理学的基本概念、护理人员在卫生保健体系中的角色功能、护理理论、护理相关理论、护理程序、整体护理与临床路径、健康教育、多元文化与护理、护理与法律等。其主要任务是：通过本课程的学习，了解护理学及其发展趋势，明确护理学的基础理论及学科框架，系统而全面地领悟护理专业独特理论体系及模式，建立以护理对象为中心的整体护理观，学会用护理程序的思想和工作方法指导护理实践。为提高学生的基本专业素质、培养学生的独立思考、独立解决问题及创造性思维等能力打下良好的基础，并为学生在以后的专业实践中应用这些知识奠定雄厚的理论基础。

二、课程目标

1. 掌握护士素质与行为规范的基本要求。

2. 掌握护理基本知识，初步具备护理工作的职业能力。

3. 熟悉护理的基本概念，初步掌握护理的基本理论，确立以护理对象为中心的整体护理观，并能应用护理程序理论指导实践。理解评判性思维和循证护理的含义及意义。

4. 熟悉护理专业相关的法律法规，具有较强的护理法律意识。

5. 了解护理学的形成及未来发展趋势，了解卫生服务体系的结构及功能，了解临床路径的知识。

三、教学时间分配

教学内容	学时		
	理论	实践	合计
一、绪论	4		4
二、护理人员在卫生保健体系中的角色功能	4	2	6
三、护理学理论	4		4
四、护理学相关理论	4		4
五、护理程序	6		6
六、整体护理与临床路径	2		2
七、健康教育	2	2	4
八、多元文化与护理	2		2
九、护理与法律	2		2
机动	2		2
合计	32	4	36

四、教学内容和要求

单元	教学内容	教学要求	教学活动	参考学时	
				理论	实践
一、绪论	（一）护理学概述		理论讲授	4	
	1. 护理学的概念	掌握	讨论		
	2. 护理学的范畴	了解			
	3. 护理学的任务	熟悉			
	4. 护理工作方式	熟悉			
	（二）护理学发展史				
	1. 世界护理学的发展史	了解			
	2. 我国护理学的发展史	了解			
	3. 护理学的发展趋势	了解			
	（三）护理学的基本概念				
	1. 人	掌握			
	2. 环境	掌握			
	3. 健康	掌握			
	4. 护理	掌握			
	5. 四个基本概念的相互关系	掌握			
二、护理人员在卫生服务体系中的角色功能	（一）我国医疗卫生服务体系		理论讲授	4	2
	1. 我国医疗卫生服务体系的组织结构与功能	了解	角色扮演		
			情景教学		
	2. 医院	熟悉	示教		
	3. 社区卫生服务	熟悉	讨论		
	4. 家庭病床	了解			
	5. 卫生服务策略	熟悉			
	6. 护士的角色功能	掌握			
	（二）护士的基本素质及其行为规范				
	1. 素质的概念	掌握			
	2. 护士素质的基本内容	掌握			
	3. 护士的行为规范	掌握			
三、护理理论	（一）奥瑞姆的自理模式		理论讲授	4	
	1. 奥瑞姆自理模式的内容	掌握	病例分析		
	2. 奥瑞姆对护理四个基本概念的论述	熟悉	讨论		
	3. 奥瑞姆自理模式与护理实践之间的关系	掌握			
	（二）罗伊的适应模式				
	1. 罗伊适应模式的内容	掌握			
	2. 罗伊对护理四个基本概念的论述	熟悉			
	3. 罗伊的适应模式与护理实践之间的关系	熟悉

续表

单元	教学内容	教学要求	教学活动	参考学时	
				理论	实践
	（三）纽曼的保健系统模式				
	1. 纽曼的保健系统模式的内容	掌握			
	2. 纽曼对护理四个基本概念的论述	熟悉			
	3. 纽曼的保健系统模式与护理实践之间的关系	熟悉			
	（四）佩普劳的人际关系模式				
	1. 佩普劳的人际关系模式的内容	掌握			
	2. 佩普劳对护理四个基本概念的论述	熟悉			
	3. 佩普劳的人际关系模式与护理实践之间的关系	熟悉			
四、护理的相关理论	（一）系统论		理论讲授 角色扮演 情景教学 讨论	4	
	1. 系统的概念	掌握			
	2. 系统的分类	熟悉			
	3. 系统的基本属性	熟悉			
	4. 系统理论在护理中的应用	了解			
	（二）人类基本需要层次理论				
	1. 概述	掌握			
	2. 需要层次理论	熟悉			
	3. 需要层次理论在护理中的应用	了解			
	（三）压力与适应理论				
	1. 概述	掌握			
	2. 压力	掌握			
	3. 适应	掌握			
	4. 压力与适应理论在护理中的应用	了解			
五、护理程序	（一）概述		理论讲授 案例分析 角色扮演 讨论	6	
	1. 护理程序的概念	掌握			
	2. 护理程序的发展历史	了解			
	3. 护理程序的特点	熟悉			
	4. 护理程序对护理实践的意义	了解			
	（二）护理程序的步骤				
	1. 护理评估	掌握			
	2. 护理诊断	掌握			
	3. 护理计划	熟悉			
	4. 护理实施	熟悉			
	5. 护理评价	熟悉			
	（三）科学思维方式与护理实践				
	1. 评判性思维	熟悉			
	2. 循证护理	熟悉			

续表

单元	教学内容	教学要求	教学活动	参考学时	
				理论	实践
六、整体护理与临床路径	（一）整体护理				
	1. 整体护理的概念	掌握	理论讲授	2	
	2. 整体护理产生的背景	了解	案例分析讨论		
	3. 整体护理的特点	熟悉			
	4. 整体护理的意义	了解			
	5. 整体护理的实施	熟悉			
	（二）临床路径				
	1. 临床路径的概念	熟悉			
	2. 临床路径产生的背景	了解			
	3. 临床路径的特点	熟悉			
	4. 临床路径的意义	了解			
	5. 临床路径的实践	熟悉			
七、健康教育	（一）概述		理论讲授		
	1. 健康教育的概念	熟悉	实践		
	2. 健康教育的意义	了解	讨论		
	3. 健康教育的原则	了解			
	（二）健康的程序、内容与方法				
	1. 健康教育的程序	掌握			
	2. 健康教育的内容	掌握		2	2
	3. 健康教育的方法	掌握			
	（三）影响健康教育的因素				
	1. 护理人员方面	熟悉			
	2. 护理对象方面	熟悉			
	3. 环境方面	熟悉			
八、多元文化与护理	（一）文化概述		理论讲授	2	
	1. 文化	掌握			
	2. 文化休克	掌握			
	（二）多元文化护理				
	1. 多元文化护理的含义	了解			
	2. 多元文化对护理的影响	熟悉			
	3. 满足患者文化护理需要的策略	熟悉			

续表

单元	教学内容	教学要求	教学活动	参考学时	
				理论	实践
九、护理与法律	（一）概述		理论讲授 讨论 病例分析	2	
	1. 法律的定义	熟悉			
	2. 法律的分类	了解			
	3. 我国医疗卫生相关的法律体系	了解			
	4. 我国医疗卫生法规	了解			
	5. 医疗护理差错与医疗意外	掌握			
	（二）护理立法				
	1. 护理立法的简史	了解			
	2. 护理立法的意义	熟悉			
	（三）护理工作中涉及的法律问题				
	1. 护士的法律责任	掌握			
	2. 护生的法律责任	掌握			
	3. 护理工作中潜在的法律问题	熟悉			
	4. 护理工作中法律纠纷的防范	熟悉			

五、大纲说明

（一）本大纲的应用范围和使用方法

本教学大纲主要供高职、高专护理、助产专业教学使用，总学时36学时，其中理论教学32学时，实践教学4学时。

（二）教学要求

本课程对理论部分教学要求分为掌握、熟悉、了解三个层次。掌握：指对基本知识、基本理论有较深刻的认识，并能综合、灵活地运用所学的知识解决实际问题。熟悉：指对基本知识、基本理论有比较清楚的认识。了解：指对基本知识、基本理论能有一定的认识，能够记忆所学的知识要点。

（三）教学建议

1. 教师在教学中应用理论联系实际，由浅入深、循序渐进，激发学生的学习兴趣，调动学生积极主动的学习热情，鼓励学生创新思维，引导学生综合运用所学知识独立解决实际问题。

2. 教师可采用灵活多样的教学方法，阐明要点，分解难点，示教说明，联系临床实际，通过融会贯通使学生形成系统化的能力体系。

参考文献

[1] 彭幼清．护理学导论［M］．北京：人民卫生出版社，2006.
[2] 殷磊．护理学基础［M］．北京：人民卫生出版社，2002.
[3] 杨新月．护理学导论［M］．北京：高等教育出版社，2007.
[4] 李小妹．护理学导论［M］.2 版．北京：人民卫生出版社，2007.
[5] 刘喜文．护理学导论［M］．北京：人民军医出版社，2007.
[6] 潘孟昭．护理学导论［M］．北京：人民卫生出版社，1999.
[7] 殷磊．护理学基础［M］．北京：人民卫生出版社，2005.
[8] 崔焱．护理学基础［M］．北京：人民卫生出版社，2004.
[9] 冯先琼．护理学导论［M］.2 版．北京：人民卫生出版社，2007.
[10] 章晓幸．护理学导论［M］．北京：高等教育出版社，2005.
[11] 丁言雯．护理学基础［M］．北京：人民卫生出版社，1999.
[12] 李晓玲．护理理论［M］．北京：人民卫生出版社，2003.
[13] 史先辉．护理学导论［M］．北京：人民卫生出版社，2006.
[14] 喻坚．护理学基础［M］．长沙：湖南科学技术出版社，2003.
[15] 喻向阳．药物臀部肌内注射所致坐骨神经损伤的临床分析［J］．湖南医科大学学报，1999，24（4）：121.
[16] 吴袁剑云，英立平．临床路径实施手册［M］．北京：北京医科大学出版社，2002.
[17] 邹恂．现代护理诊断手册［M］．北京：北京医科大学出版社，1996.
[18] 安家璈，汤捷．中国公民健康素养66条（图解版）［M］．北京：化学工业出版社，2010.
[19] 贺伟．健康教育［M］．北京：科学出版社，2008.
[20] 吕姿之．健康教育与健康促进［M］．北京：北京大学医学出版社，2008.
[21] 冯先琼．护理学导论［M］. 2 版．北京：人民卫生出版社，2010.
[22] 程云，杨艳．护理学导论［M］．北京：人民卫生出版社，2012.